„Hallo, wo ist denn hier die Leiche??“

FSC
www.fsc.org
MIX
Papier aus verantwortungsvollen Quellen
Paper from responsible sources
FSC® C105338

Franz-Rudolf Woll

„Hallo, wo ist denn hier die Leiche??“

Kurioses aus dem Alltag eines Landarztes

Der Autor

Franz-Rudolf Woll wurde 1950 im Saarland geboren. Nach dem Abitur zunächst Studium der katholischen Theologie in Trier und Strasbourg und danach der Humanmedizin in Homburg/Saar.
Nach Krankenhaustätigkeit an verschiedenen Kliniken im In- und Ausland Niederlassung als Allgemeinmediziner und Landarzt in der Eifel und danach in der Nähe von Trier. Insgesamt 27 Jahre praktische Tätigkeit als Allgemein- und Landarzt. Seit Juli 2010 ist er berentet. Er ist verheiratet und hat zwei erwachsene Kinder.

Veröffentlicht wurden folgende Bücher:
Habari Gani Tansania, Premieren-Verlag
Nicht alltäglich, Kurzgeschichtenband,
Premieren-Verlag

Lektorat und Satz: Premieren-Verlag, Rothenburg
Bildnachweis: fotolia-viperapg
ISBN 978-3-8423-4870-7
Erschienen bei Books on Demand
Herstellung und Verlag:
BoD-Books on Demand, Norderstedt

Inhaltsverzeichnis

Statt eines Vorwortes

Wenn es stimmt, was meine Frau immer behauptet, ging ich mit wichtigen Entscheidungen in meinem und unserem Leben, immer eine Zeitlang schwanger, ohne sie in meine Vorhaben einzuweihen. So muss es wohl auch mit der Frage der Niederlassung gewesen sein.

Bis neunzehnhundertdreiundachtzig war ich jedenfalls ein insgesamt zufriedener Assistenzarzt in verschiedenen Abteilungen diverser Krankenhäuser und dachte ab diesem Jahr immer häufiger darüber nach, wie sich mein weiterer beruflicher Werdegang gestalten könnte.

Chirurgisches Arbeiten gefiel mir sehr gut; ich hatte ein gutes Verhältnis zu meinen Chefs, vor allem zu denen der Urologie und Chirurgie, war von ihnen anerkannt und bei den Patienten und Mitarbeitern beliebt und hatte eine kleine Familie gegründet, indem meine Frau und ich neunzehnhundertachtzig geheiratet und ein Jahr später unseren Sohn bekommen hatten. Was lag näher, als sich schon mal um eine Oberarztstelle zu kümmern? Im Fach Urologie sollte es sein; denn dieses Fach hatte es mir seit meiner PJ-Zeit angetan. Man hatte Frauen, Männer und Kinder zu behandeln, war internistisch, operativ und apparativ tätig und hatte es außerdem in diesem Fach mit wichtigen Lebensfragen der Patienten, wie beispielsweise Problemen der Sexualität und Fruchtbarkeit, zu tun.

Spätestens nach mehreren Praxisvertretungen in allgemeinmedizinischen Landarztpraxen schon während meiner Truppenarzttätigkeit bei der Bundeswehr und während meiner ersten chirurgischen Assistenzarztstelle in Würzburg, wusste ich mit Bestimmtheit, dass der Beruf des Allgemeinarztes nichts für mich sei. Die gleichen Patienten saßen immer wieder vor einem, wollten immer wieder Rat in den verschiedenartigsten Bereichen, nervten eben immer wieder, und man wurde sie nicht los; wenn man Pech hatte und gut war, bis ans Lebensende nicht. Nein, das war nichts für mich, dessen war ich mir sicher. Der chirurgische und eben narkotisierte Patient, an dem man vor sich hin arbeiten konnte, der einen nach getaner Arbeit schleunigst wieder verließ, hatte es mir mehr angetan – glaubte ich zumindest damals.

Irgendwie war diese Zeit des beruflichen Suchens offensichtlich auch eine Zeit zunehmender Reife. Denn plötzlich war ich mir keineswegs mehr sicher, dass ein narkotisierter Patient für mich der ideale sei, vielmehr wurde mir peu à peu klar, dass zum Mensch noch mehr gehörte, dessen es sich lohnt, sich damit zu beschäftigen, zumal ich mein Erststudium - katholische Theologie - nicht umsonst absolviert haben wollte.

Bestärkend in diesen Gedankengängen wirkte sich aus, dass zur damaligen Zeit die Decke an Oberarzt- und Chefarztstellen im Fach Urologie ziemlich dicht war, wie mir mehrere Anfragen bei entsprechenden Stellen bestätigten, vor allem der Satz eines Landarztes im Schwäbischen, den ich mehrere Male während meiner Krankenhauszeit etliche Wochen vertreten hatte, und der, weil er eben einmal schon früher als vorgesehen aus dem Urlaub zurückgekommen war, mit mir einen gemeinsamen Hausbesuch – auf dem Friedhof – machte.

Ein mir unbekannter Mann war plötzlich am Grab bei der Beerdigung eines Verwandten zusammengebrochen, und so hatte man in der Praxis einen Hausbesuch auf dem Friedhof angefordert. Ich als Praxisvertreter eilte zusammen mit dem Praxisinhaber zum Dorffriedhof.

Schon aus einiger Entfernung hatte ich dem älteren, mich begleitenden, Kollegen gegenüber mehr vor mich hin sinnierend geäußert:

„Das sieht ja aus wie eine Alkoholepilepsie."

Der Kollege schaute mich verwundert an, die Verblüffung stand ihm in den Augen.

„Woher wissen Sie das denn?"

Und weiter:

„Stimmt exakt."

Er kannte den jungen Mann aus vielen Jahren Praxistätigkeit. Nach gemeinsamer Behandlung des Patienten am offenen Grab warf der ältere Kollege, selbst seit Jahrzehnten als Land- und praktischer Arzt niedergelassen, mir einfach so mir nix dir nix, den folgenschweren Satz an den Kopf:

„Sie müssen unbedingt praktischer Arzt werden! Sie in der Chirurgie oder Urologie wäre Perlen vor die Säue geworfen."

Solche und ähnliche Gedanken gingen mir damals durch den Kopf.

Jedenfalls überraschte ich eines Nachts gegen drei Uhr morgens meine Frau mit der Ankündigung, ich wolle mich als praktischer Arzt auf dem Land niederlassen, was ich bisher immer vehement ausgeschlossen hatte.

Es schlossen sich tagelange Diskussionen über dieses Thema zwischen uns an, die nach Abwägung aller Pro und Kontras in die Suche nach einer geeigneten Landpraxis mündeten. Das sagt sich so leicht! Meine Frau, ein Kind aus der Stadt, trieben echte Ängste um. Wir einigten uns darauf, sollte es ihr oder mir nach einem Jahr auf dem Land tatsächlich nicht zusagen, das Projekt Landarztpraxis wieder aufzugeben.

Die konkrete Suche konnte beginnen. Wir orientierten uns

an verschiedenen Angeboten im Deutschen Ärzteblatt und fanden mehrere geeignet erscheinende Praxen im Umkreis von 150 Kilometer um unsere gemeinsame saarländische Heimat herum, wozu wir per Zirkel einen entsprechenden Radius als maximale Grenzlinie zogen.

Aber die ersten Besichtigungen erwiesen sich als Flop.

Erst nach einigen Wochen fanden wir das unseres Erachtens Richtige: eine relativ kleine Praxis in einem kleinen Ort auf dem Land, wo die Vorgängerin aufgegeben und das gesamte Inventar mitgenommen hatte. Das Haus zum Wohnen und die Praxisräume wurden von der Gemeinde zur Verfügung gestellt und vermietet zum Spottpreis von achthundert DM monatlich. Vorteil: Wir brauchten uns nicht zu hoch zu verschulden, lediglich die Anschaffung von Mobiliar und Geräten musste geschultert werden, dafür aber brauchten wir keine teure Praxis-immobilie zu kaufen. Nachteil: die Patienten waren mittlerweile mehr oder weniger alle abgewandert zu einem älteren Kollegen im Nachbarort, mit dem ich den gesamten Dienst am Tage, in der Nacht und an allen Feiertagen und Wochenenden zu teilen hatte. Für heutige Verhältnisse schier unmöglich, musste doch immer einer von uns beiden den gesamten Wochen- und Nachtdienst unter der ganzen Woche versehen, einschließlich des Wochenendes. Außerdem gab es noch kein Handy, sondern nur einen sogenannten Europiepser. Mit ihm konnte man mich zwar anpiepsen, aber nicht konkret mitteilen, was als Nächstes oder welcher dringende Hausbesuch anstehe. Ein Europiepser war schon besser als nichts, aber er hatte immer noch zwei gewaltige Nachteile: erstens musste ich als Angepiepster möglichst rasch ein Telefon finden, um zurückrufen zu können, zweitens musste meine Frau in der sprechstundenfreien Zeit zuhause die Stellung halten und als Telefonzentrale fungieren. Das alles hört sich an wie aus einer weit zurückliegenden Ära, dabei spreche ich von einer keine dreißig Jahre zurückliegenden Zeit.

In diesen fünf Jahren echter Landarzttätigkeit mussten sich alle Familienfestivitäten nach unserem Wochendienstplan richten. Originalton meiner Frau:

„Das gilt sogar für Sterbefälle und Geburten."

Wie recht sie doch hatte, denn die Geburt unserer Tochter ging - ganz Landarzttochter - Gott sei Dank an einem dienstfreien Samstag über die Bühne. Und bei der Taufe einige Wochen später hätte ich fast gefehlt, weil gerade ein Notfall kurz vor dem kirchlichen Termin mich zu einem Hausbesuch zwang. Die Einschulung unseres Sohnes fand natürlich auch ohne mich statt, bei den heutigen jüngeren Kollegen undenkbar, und auch zu recht. Denn zu dieser frühmorgendlichen Zeit mitten in der Woche „vergnügte" ich mich in der Sprechstunde.

Wir empfanden damals dieses Angebundensein und die zeitliche Einschränkung nicht als so gravierend, zumindest ich nicht als Kind vom Lande.

Wir gingen die Sache guten Mutes an und statteten unsere Praxis mit allem Nötigen aus, was man, 40 km entfernt vom nächsten Krankenhaus, so alles braucht. Komplettes chirurgisches Besteck für die sogenannte kleine Chirurgie und Notfallbehandlung, Labor, gynäkologischer Stuhl, Sonographiegerät und zwei Sprechzimmer nebst Wartezimmer und Anmeldung auf etwa siebzig qm Praxisräumen waren die Grundausstattung. Eine Helferin aus der Vorgängerpraxis konnte gewonnen werden, eine Auszubildende wurde eingestellt, und meine Frau als ehemalige Kinderkran-

kenschwester musste in diesem Familienbetrieb mitarbeiten.
Die gesamte Einrichtungssumme, also unser Kredit bei der Bank, belief sich auf exakt einhundert-vierzigtausend DM, was reichte, mich für einige Monate impotent werden zu lassen, denn bis zu diesem Zeitpunkt hatte keiner von uns beiden auch nur einen Pfennig Schulden in seinem Leben zu verzeichnen gehabt.

Der Tag der Praxiseröffnung näherte sich, der erste Juli neunzehnhundertdreiundachtzig. Da wir nicht recht wussten, wie unser Unternehmen laufen würde, hielten wir auch in diesem Punkt den Ball flach. Unsere Einweihungsfeier gestalteten wir ansprechend, aber einfach, ohne großen Schnickschnack: Canapées aus einem benachbarten Restaurant, Säfte, Wein und Bier – vor allem für die saarländischen Verwandten und Bekannten – gab es zum Einstieg.

Was ich auf den folgenden Seiten zusammengetragen habe, sind Anekdoten, wie sie sich wirklich im Laufe meiner jahrzehntelangen Praxistätigkeit zugetragen haben, und die es meiner Ansicht nach wert sind, mitgeteilt zu werden.

Der Wunderheiler

Just am Tag der Einweihung und während derselben wurde das Kaleidoskop der Kuriositäten eröffnet.

Ein älterer Mann aus der Gemeinde meldete sich während unserer kleinen Feier und erklärte mir ziemlich wortreich, seine Frau leide seit Jahren unter starken Hüft- und Wirbelsäulenbeschwerden, weswegen sie seit etlichen Jahren mehrfach am Tag Morphiuminjektionen benötige und von meiner Vorgängerin auch bekommen habe. Wenn ich gewillt und bereit sei, diese Behandlung so fortzusetzen, dann würden sie beide wieder von einem Kollegen im Nachbarort zu unserer ortsansässigen Praxis wechseln. Ich war überrascht und angsterfüllt, was da schon gleich zu Beginn auf mich zukommen, und ob ich dem gewachsen sein würde, denn die Übernahme einer Praxis und damit der finanziellen Selbständigkeit bedeutete auch den berühmten Sprung ins kalte Wasser. Eine qualitativ hochwertige Vorbereitung auf die Selbständigkeit gab es damals nicht, wenn man von einem einzigen Tag der theoretischen Vorbereitung in der kassenärztlichen Vereinigung und von der guten Ermahnung des Amtsarztes unseres Bezirkes absieht, nur ja nicht auf dem Totenschein einen natürlichen Tod bei einer Leichenschau anzukreuzen, wenn man im Nachhinein ein zwanzig cm langes Messer im Rücken des Toten entdecken würde.

Ich versprach also, direkt am nächsten Tag bei ihm und seiner Frau vorbeizuschauen.

Mein erster Hausbesuch am neuen Ort verschlug mir fast die Sprache. In der Küchenecke saß eine ältere Frau, kaum ansprechbar und nur nach der Morphiumspritze lechzend.

Der Mann öffnete mir bereitwillig alle Türen des großen Küchenschranks. Darin fanden sich keineswegs die üblichen Küchenutensilien, vielmehr war er vollgestopft mit Kanülen, Spritzen und Morphiumampullen, ausreichend für die nächsten zwei Jahre.

Ich startete mit Hilfe des Ehemannes die Anamnese der Patientin und machte mich in gewohnter Manier an die Untersuchung. Neben einer leichten Altersherzinsuffizienz[1] fand ich nur eine einzige Ursache der Schmerzen bei der älteren Dame, nämlich eine extreme Verkürzung des linken Beines. Aus welchem Grund ist mir heute nicht mehr erinnerlich. Weil ich es versprochen hatte und die Patientin es gewohnt war, gab ich ihr dieses Mal noch die ersehnte Schmerzspritze und versprach, am nächsten Tag wieder zu kommen.

Noch am selben Abend erkundigte ich mich nach einem ortsansässigen Schuhmacher, der, wie damals üblich, noch orthopädisches Schuhmacherhandwerk von der Pike auf erlernt hatte und besprach mit ihm den Fall.

„Wenn Sie mir vielleicht einen Pantoffel der guten Frau besorgen könnten, dann würde ich einen weitestgehenden Ausgleich außen und innen zu gleichen Teilen versuchen, zunächst mal probeweise an einem Pantoffel“, bat mich der schon seit Jahren längst berentete Schuhmacher.

Gesagt, getan. Den Pantoffel besorgte ich meinem guten Schuhmachermeister, dieser kreierte den passen-den Ausgleich, und unsere gute Patientin begann mit Hilfe einer guten Physiotherapeutin innerhalb von zwei Tagen mit dem Lauftraining.

---

1 eingeschränkte Herzpumpleistung

Nach zwei, drei Wochen erfolgreichen Trainings im Haus unterzogen wir nach und nach alle Schuhe der Patientin einer Erneuerungskur mit Beinlängenausgleich, links innen und außen. Meine Aufgabe bestand zwar noch in regelmäßigen Hausbesuchen, allerdings mehr, um mich von den Fortschritten der Patientin zu überzeugen und Schritt für Schritt die Morphiumdosis zurückzufahren und sie am Ende nach etwa vier Wochen ganz auszuschleichen. Die gute Frau hieß mit Vornamen Anna. Und genau am Annatag, an ihrem Namenstag am sechsundzwanzigsten Juli in meinem ersten Jahr der Niederlassung, wurde die Frau relativ putzmunter zum ersten Mal seit Jahren wieder auf der Straße gesehen und entsprechend von den Nachbarn, Verwandten und Bekannten begrüßt und gewürdigt.

„Und Sie sind jetzt schon eingeladen zu unserer Goldenen Hochzeit im nächsten Jahr", so der dankbare Ehemann der Patientin.

Ich nahm die Einladung dankend an und war gerne Gast bei der Feier im folgenden Jahr.

Ab diesem Zeitpunkt sammelten sich für eine geraume Zeit sämtliche Fußkranken der Region in meiner Praxis, um Heilung ihrer Beschwerden zu suchen.

Davon erfuhr auch mein Praxiseinrichter. Eines Tages platzierte er wortlos ein kleines Plastikschild mit der Aufschrift „WHW" auf meinem Schreibtisch.

„Was soll denn das bedeuten?"

„Ist doch klar: das ist die Abkürzung für ´Wunderheiler Woll´", war seine lapidare Antwort.

„Bei Professor Kramer komme ich immer direkt an die Reihe.“

Wir waren noch keine vier Wochen in unserer neuen Heimat niedergelassen. Ein neuer Patient, ein Privatpatient, hatte angerufen und den Helferinnen an der Anmeldung erklärt, er werde jetzt sofort in der Sprechstunde erscheinen und müsse sofort dran genommen werden und ob denn keine anderen Patienten mehr da seien. Wahrheitsgemäß wurde diese Frage von meinen Helferinnen verneint. Als er jedoch eine Viertelstunde später an der Anmeldung erschien, stimmte diese Aussage schon nicht mehr, denn mittlerweile waren zwei andere Patienten vor ihm erschienen und wurden behandelt. Terminvergabe gab es damals bei uns noch nicht.

Ich hörte, dass draußen an der Rezeption lautstarke Gespräche zwischen Helferin und eben jenem Herrn geführt wurden. Er musste also vielleicht zehn Minuten warten, bis er an der Reihe war.

Aber dann. Ein sehr großer, kräftiger Mann mit Aussehen und Gehabe wie ein Imperator der römischen Armee trat ein, nahm den Platz, den ich ihm in aller Ruhe vor dem Schreibtisch im Sprechzimmer anbot, nicht wahr, sondern pflanzte sich stehend vor mir in seiner ganzen Größe wie ein Pfau auf und hub an:

„Ich will Ihnen mal was sagen! Mein Name ist Mitzen“, wobei er die erste Silbe seines Namens außergewöhnlich spitz akzentuierte. „Ich habe hier angerufen, und man hat mir zugesagt, direkt an die Reihe zu kommen. Und nun warte ich schon geschlagene zehn Minuten. So bin ich das nicht gewohnt. Bei Professor Kramer in Bonn komme ich grundsätzlich sofort an die Reihe und das erwarte ich auch bei Ihnen.“

Ich war baff. So etwas war mir noch nicht vorgekommen. Von einer schweren Krankheit konnte man nichts erkennen. Das Ganze kam mir vor wie die große Wichtigtuerei eines in Wirklichkeit kleinen Würstchens.

Einen Augenblick rang in meinem Inneren noch ärztliche Fürsorge mit Wut über sein Benehmen. Und dann entschloss ich mich ihn rauszuwerfen, selbst auf die Gefahr hin, meinen Laden wieder schließen zu müssen, je nachdem, wen ich da vor mir hatte.

Ich entgegnete ihm ganz gelassen und betont ruhig, obwohl es in mir kochte:

„Hören Sie mal gut zu! Woll, Landarzt Woll hier in D., nicht Professor Kramer in Bonn. Und jetzt verlassen Sie bitte sofort meine Praxis und suchen Sie sich am besten einen anderen Hausarzt."

Damit hatte Herr Mitzen wohl nicht gerechnet. Mit puterrotem Gesicht drehte er sich auf dem Absatz herum und verließ uns auf der Stelle.

In der nächsten halben Stunde ging mir die Geschichte natürlich nicht aus dem Kopf. Was, wenn er doch eine ernste Erkrankung hatte? Wer war der Mann, den ich da hinaus komplimentiert hatte? Vielleicht irgendein wichtiger Lokalmatador, der dafür sorgen könnte, dass ich bald meinen Laden wirklich schließen könnte, immerhin Privatpatient?

Ich überlegte hin und her, was am besten zu tun sei. Mir fiel nur eine einzige Person ein, die ich befragen und ins Vertrauen ziehen konnte, die hiesige Apothekerin. So viele Bekannte und Vertraute hat man nach vier Wochen in einem neuen Ort noch nicht. Sie konnte ich fragen.

Ich griff zum Telefonhörer.

„Hallo Anke, eben ist mir folgendes passiert", und erzählte ihr, was vorgefallen war. „Wen habe ich da rausgeworfen? Kennst Du den?"

Die Apothekerin kriegte sich nicht mehr ein vor lautem Lachen. „Weißt Du, wen Du da rausgeworfen hast? Einen der größten Wichtigtuer unseres ganzen Dorfes. Dass den mal einer so behandelt, wie Du es getan hast, darauf warten hier alle. Und ausgerechnet Du als Neuer und Zugezogener zeigst ihm, wo es lang geht. Herrlich! Du musst wissen, der spielt sich immer und überall fürchterlich auf. Der ist angestellter Ingenieur irgendwo und sonst gar nichts und produziert sich immer und überall wie der Graf Koks. Herrlich hast Du das hinbekommen. Klasse!" Und erzählte mir weitere Geschichten zum Beweis, wie dieser Patient innerhalb der Dorfgemeinschaft eingeschätzt wurde.

So langsam zog wieder Ruhe in meinem Innern ein.

Lustigerweise wurde Herr Mitzen innerhalb weniger Wochen mit seiner ganzen Familie Dauerpatient unserer Praxis, mit einigermaßen anständigen Manieren. Er wollte bei seinem Antrittsbesuch in der Praxis wahrscheinlich nur testen, wie weit er bei mir gehen konnte. Ein gewisses Anspruchsdenken, gepaart mit Arroganz, konnte er dennoch nie gänzlich ablegen. So verlangte er unter anderem, als einige Jahre später sein Vater mit seinen fast neunzig Jahren im Sterben lag: „Herr Woll, machen Sie den Mann wieder gesund, koste es, was es wolle! Ich zahle Ihnen, was Sie wollen!"

Auch in diesem Punkt musste ich ihn leider enttäuschen. Denn ein metastasiertes Prostatacarcinom[1] im Endstadium kann kein Arzt der Welt heilen.

---

[1] Prostatakrebs im fortgeschrittenen Stadium

Nächtlicher Einsatz im Auftrag der Feuerwehr

Nächtliche Einsätze überhaupt gehörten damals zur Routinearbeit eines Landarztes, weit mehr als heute, wo sie mehr die Ausnahme bilden. Ob lebensrettende Injektion beim akuten Asthmaanfall, ob Nitrogabe bei Angina pectoris[1] oder banale Fieberzustände beim Kleinkind. Es war die Zeit, als die rettenden „Pümpchen"[2] für den Asthmapatient noch ein Fremdwort waren und die direkte invasive[3] Intervention beim Herzanfall noch nicht erfunden, zumindest noch nicht übliche Praxis war. Im Vergleich zu heute, damals immer wieder aufs Neue ein mühsames und die Nachtruhe störendes Unterfangen.

Anders jedoch ging es bei jenem nächtlichen Anruf in eisiger Winternacht zu, als ein kleiner, normalerweise wenig Wasser führender Kanal entlang der durch den Ort führenden Bahnlinie infolge heftiger Regenfälle über die Ufer getreten war und sich seinen Weg genau mitten durch die nahe gelegene Mühle gebahnt hatte. Der Mühlenbetrieb war schon lange Zeit stillgelegt. Das Haus wurde jedoch von einer Witwe mit ihrer unverheirateten und leicht mental limitierten Tochter in den Zwanzigern bewohnt. Sie hatten in ihrer Verzweiflung die Feuerwehr alarmiert, die die beiden Damen in ihrem Bett total verängstigt vorfanden, umgeben von den „Fluten" des über die Ufer getretenen Kanals, der mitten durch ihr Haus floss und ihnen jede Chance auf Flucht genommen hatte.

---

[1] Nitrogabe bei Angina pectoris: Nitrohaltiges Medikament in Spray- oder Kapselform zur Behandlung eines Engegefühls am Herzen.

[2] „Pümpchen": Dosieraerosole mit Inhalationshilfen für Asthmatiker.

[3] Invasive Intervention: Herzkatheteruntersuchung bei Angina pectoris bzw. Herzinfarkt.

Während die Feuerwehr des Ortes wie wild versuchte, die minütlich ansteigenden Wassermassen durch Pumpen unter Kontrolle zu bringen, bedurften die beiden Damen verbaler und medikamentöser Unterstützung; deshalb hatte man mich alarmiert.

Als ich am Ort des Geschehens eintraf, hatte man meinen Einsatz rein technisch schon insofern vorbereitet, als man bereits mehrere Leitern als Notsteg waagerecht von einer überwiegend trockenen Stelle vor dem Haus direkt ins Schlafzimmer der Damen postiert hatte. Über diese Leitern erledigte ich dann, mit Arztkoffer bewaffnet, meinen wackeligen Hausbesuch im Inneren des Hauses – und zwar direkt ins Bett der beiden Damen, der einzigen trockenen Stelle des Hauses. Ihr Bett war vorübergehend quasi zur Insel geworden.

Ich nahm im Bett der Damen, die, nur mit Nachthemd und wollenem Bettjäckchen bekleidet, aus Angst und wegen der Kälte wie Espenlaub zitterten, im Schneidersitz ihnen gegenüber Platz, beruhigte sie erst einmal mit Worten, injizierte der Tochter, die besonders verzweifelt war, ein Beruhigungsmittel und veranlasste dann den Transport ins nächste Krankenhaus.

Zur Belohnung für alle Helfer der Feuerwehr organisierte ich am Ende eine Flasche Schnaps aus meinem häuslichen Bestand.

Und noch ein nächtlicher Einsatz, dieses Mal im Auftrag der Polizei

Zu den fast täglich angeforderten Arbeiten zur damaligen Zeit gehörten die nächtlichen Alkoholtests im Auftrag der Polizei, manchmal auch mehrmals in einer Nacht.

Außer verschiedenen Reaktionstests verlangte die Untersuchung eine Blutabnahme mittels einer besonders für diesen Zweck vorgesehenen Venüle[1]. Kulanterweise brachte der Polizeiwagen dann die Delinquenten nach Hause, denn deren Führerschein wurde ja meist an Ort und Stelle einbehalten.

In jener Nacht hatte ich schon zwei der gerade beschriebenen Prozeduren hinter mir, als mich der dritte Anruf der Polizei gegen vier Uhr morgens aus dem Bett warf.

Es dauerte ein paar Minuten, und der Alk-Sünder in Begleitung zweier Polizisten kreuzte in meinen Praxisräumen auf, fröhlich und leutselig, auf den ersten Blick leicht angetrunken, aber nicht total besoffen. Die Augen fielen mir fast zu, denn die vorausgegangenen Fälle hatten mir mal wieder den Schlaf der halben Nacht geraubt.

Die üblichen Tests wie Laufen auf einer Linie, Finger-Zeige-Versuch und Schreibtest lagen schon hinter uns, als ich die Verpackung der Venüle aufriss, um dem armen Sünder Blut abzunehmen.

Plötzlich zog er entschieden den Arm weg.

„Nicht mit mir!“, verkündete er lautstark. „Das muss ich mir nicht gefallen lassen.“ „Aber sind Sie doch vernünftig, guter Mann“, beschwichtigte ihn einer der Polizisten, denen auch daran gelegen war, möglichst bald wieder in die Koje zu kommen.

---

[1] Venüle: Spezielle Kanüle zur Blutabnahme.

„Nein, ich bin überhaupt nicht vernünftig! Ich lehne diese Blutabnahme ab“, tönte er resolut im Brustton der Überzeugung.

„Das können Sie zwar“, meinte jetzt der zweite Kollege ganz ruhig und besonnen, „aber letztlich nutzt es Ihnen nichts. Wenn Sie sich weiterhin weigern, fahren wir mit Ihnen nach K. zum Polizeiarzt des Hauptreviers. Und bei ihm haben Sie kein Recht mehr, die Blutabnahme zu verweigern.“

Ich schaltete mich ebenfalls mit versöhnlichen Worten in die nächtliche Diskussion ein.

„Sie hören es ja. Sind Sie im eigenen Interesse doch vernünftig. Die Sache ist in einer Minute vorbei.“

Jetzt richtete sich der Verweigerer auf der Liege auf, rollte zum Zeichen seiner Entschlossenheit seinen Hemdsärmel, den er zuvor schon aufgekrempelt hatte, wieder runter, stieß den Stauschlauch mit einer kräftigen Bewegung aus meiner Hand und brüllte:

„Nein, nein, nein. Nicht mit mir.“

„OK. Sie können, wie Sie ja gehört haben, die Blutabnahme bei mir hier verweigern. Dann müssen die Polizisten Sie mit nach K. nehmen – eine stundenlange Prozedur. Wenn Ihnen das lieber ist.“

Daraufhin sah man die Gedanken hinter seiner Stirn hin und her flitzen. Betretenes Schweigen.

Nach ein paar Sekunden: „Ich bleibe dabei. Ich lehne Sie und Ihre ganze Blutabnehmerei ab.“

Allmählich wurde auch mir diese nächtliche Rumdiskutiererei zu dumm.

Ich gebe zu, ich dachte an die zwei Stunden Schlaf, die mir höchstens bis zum Aufstehen am Morgen noch blieben.

„Nun reicht es mir langsam." Meine Stimme demonstrierte Entschiedenheit. „Ich frage Sie nun zum allerletzten Mal, ob Sie der Blutabnahme hier in der Praxis zustimmen oder nicht."

„Definitives Nein", mit klarer Stimme geäußert, beendete die Diskussion vorläufig.

„Ok! Auf nach K.!", wütend die beiden Polizisten im Gleichklang.

Sie halfen dem „Opfer", seine sieben Sachen zusammen zu packen, und fast war die kleine Prozession schon an der Tür des Untersuchungszimmers, als mein Freund sich plötzlich offenbar schlagartig der Ernsthaftigkeit der Situation bewusst wurde. „Dann von mir aus! Dann nehmen Sie mir halt Blut ab!", entfuhr es ihm kleinlaut.

„Oh nein, guter Mann, so nicht! Das wäre jetzt juristisch betrachtet eine eindeutige Körperverletzung. Jetzt ist`s definitiv zu spät. Ab nach K.!", erwiderte ich verärgert.

„Können Sie nicht mal eine Ausnahme machen?", kam es plötzlich ganz reumütig aus seinem Mund.

Während der eine Polizist den guten Mann am Arm zum Polizeiauto eskortierte, kam der andere wieder zu mir zurück und flüsterte mir zu:

„Was Sie noch nicht wissen, Herr Doktor, wir haben Herrn…direkt vorm „Minnahäuschen" (bekanntes Bordell auf dem Land in unserer Gegend) erwischt, wo er uns vor Stunden bat, doch gnädig mit ihm umzugehen und vor allem nichts seiner Frau zu sagen, die bis gestern in Urlaub war. Normalerweise nehmen wir auf solche Dinge Rücksicht. Wir hätten ihn in seinem Heimatort ohne großes Aufhebens abgeladen und die Sache diskret behandelt. Wie das jetzt allerdings ausgehen wird... ?"

„Wissen Sie etwas von ´ner Leiche hier auf dem Friedhof?“

Eine eisig-kalte Winternacht im Januar. Jedermann war froh, sich in seinem warmen Bett einmummeln zu können, auch ich, als ich gegen drei Uhr unsanft per Telefon aus dem Schlaf gerissen wurde. Schlaftrunken richteten sich meine Fragen an die Person am anderen Ende der Leitung.

„Wo bitte soll ich hinkommen?“

„Wo finde ich den denn?“

„Und dorthin kommen auch Polizei und Leichenwagen?“

„Und hat denn schon jemand den Tod festgestellt?“

„Und warum hat der Kollege dann die Blutabnahme nicht vorgenommen?“

„Ok. Ich mache mich auf den Weg. Ich denke, dass ich es finden werde. Sagen wir in einer halben Stunde. Bis gleich.“

Mittlerweile war meine Frau auch hellwach. „Was war denn das?“

Meine Stimme war irgendwie belegt. Ich grunzte mehr als ich sprach: „Ich soll zum Friedhof in den Nachbarort kommen. Es geht um eine Leiche. Die Polizei war am Telefon. Es geht darum, Blut bei einer Leiche zu entnehmen. Der Kollege vom Nachbarort war wohl zuerst angefordert worden von der Polizeidienststelle. Er hat auch den Tod schon festgestellt und bescheinigt, war aber aus irgendwelchen Gründen nicht in der Lage, Blut abzunehmen.“

„Mensch, pass nur ja auf! Das hört sich nach einer Finte an. Da will Dich doch garantiert jemand unter einem Vorwand aus dem Haus locken….Wer weiß.“. Soweit mein besorgtes Eheweib, den Kopf unter der warmen Decke im Bett nebenan.

Ich kannte eigentlich keine Angst in solchen Situationen. Schließlich war ich Arzt auf dem platten Land und nicht auf der Reeperbahn in Hamburg.

Während ich mir meine Wintersachen anzog, kamen mir dieses Mal doch Bedenken. Und wenn mich doch irgendwer nur aus dem Haus locken wollte? Aus welchem Zweck? Einbruch? Noch Schlimmeres?

„Ruf doch einfach bei der Polizeidienststelle zurück. Dann weißt Du wenigstens Bescheid, ob das hier seine Richtigkeit hat", ließ sich meine bessere Hälfte wieder vernehmen.

Ich war mittlerweile schon auf dem Weg nach draußen und stapfte den kurzen Weg zur Garage. Eisige Kälte schlug mir ins Gesicht und verscheuchte alle Bedenken, auch wenn es dieses Mal nicht um die vielleicht dringliche Behandlung eines Patienten ging, sondern um einen Einsatz im Dienst der Polizei an einem Toten.

Bis zum Nachbarort waren es vier Kilometer, die ich schon häufig in wenigen Minuten hinter mich gebracht hatte; aber nicht bei der Schneeglätte dieser Nacht. Die Straßen waren komplett leer gefegt, nur die Straßenlaternen warfen ein gespenstisches Licht, das jedem englischen Gruselfilm zur Ehre gereicht hätte. Schneefall setzte auch wieder ein. Gott sei Dank hatte ich mir vor Wintereinbruch den Allrad zugelegt!

„Jetzt muss ich nur noch die Leichenhalle auf dem Friedhof finden." Beschrieben hatte mir der am Telefon diensttuende Polizist zwar die Stelle ganz grob, aber bei Nacht und diesen Schneeverhältnissen! Außerdem war ich noch relativ neu in der Region. Navis kamen erst sehr viel später auf!

„Den Friedhof hinter dem Rathaus hätten wir schon mal", sprach ich halblaut zu mir selbst. „Und jetzt nur noch die richtige Zufahrt treffen, ohne im Schnee stecken zu bleiben. Was hatte die Polizeidienststelle erklärt? Direkt auf die Leichenhalle zu; dort würde man mich erwarten und in Empfang nehmen."

Ich rollte im Schritt auf die Leichenhalle zu; an den kunstverglasten Fenstern konnte man selbst in dem mittlerweile starken Schneetreiben erkennen, dass sie das wohl war. Von dem am Telefon versprochenen Empfangskomitee keine Spur. Die Leichenhalle machte auf mich einen total verlassenen Eindruck, was man zwischen drei und vier Uhr morgens auch nicht anders erwarten würde.

Ich stoppte meinen Wagen. „Sollte meine Frau dieses Mal Recht gehabt haben? Sie, die sowieso immer zuerst das Schlechte im Menschen anzunehmen bereit war? Warum habe ich mich auch nicht schon von zuhause aus telefonisch überzeugt, dass der Anruf echt und nicht fingiert war?"

Weiter kam ich nicht mit meinen Überlegungen. Plötzlich löste sich aus den Umrissen der Leichenhallentür eine Gestalt, die ich im ersten Moment gar nicht wahrgenommen hatte und kam schnurstracks auf mich zugewankt; ja mehr gewankt als normal gegangen. Ich konnte noch erkennen, dass es ein junger Mann mit einem dicken Winterpullover mit Kapuze über dem Kopf war.

„Scheiße! Jetzt hast du´s!"

Ich halte also an und lasse den Motor laufen, Scheiben hoch gedreht, Rückwärtsgang zur sofortigen Flucht startbereit eingelegt, den rechten Fuß über dem Gaspedal.

Ich drehe die Scheibe der Fahrertür einen Spalt breit runter und spreche die Gespensterperson mit mehr Mut als eigentlich in meinem Inneren vorhanden mit kräftiger Stimme an: „Wissen Sie etwas von ´ner Leiche hier auf dem Friedhof?" Doofe Frage, denke ich bei mir.

So ein Friedhof ist üblicherweise voller Leichen. Aber wie hätte ich anders fragen sollen?

Der junge Mann torkelt weiter auf mich und mein Auto zu. Jetzt sehe ich es deutlich: er macht eindeutig einen angetrunkenen Eindruck. Also wenn schon nicht einer Finte aus kriminellen Gründen, so doch zumindest jugendlichem Schabernack aufgesessen. „Du Idiot!", denke ich bei mir selbst.

„Ich bin der Sohn des Bestatters aus B., dem Nachbarort. Mein Vater, den ich begleiten musste heute Nacht, um ihm zu helfen, obwohl ich schon was auf dem Feuerwehrfest in B. getrunken hatte, war mit der Leiche schon hier vor ein paar Minuten….Wer sind Sie überhaupt?" Ohne die Antwort abzuwarten, meinte er: „Der Schlüssel zur Leichenhalle ist ihm abgebrochen. Deshalb ist er noch mal zurück gefahren, um einen Ersatzschlüssel…Er muss jeden Augenblick wieder hier sein", lallte der junge Mann mir entgegen.

Ich atmete tief durch, drehte die Scheibe todesmutig ein Stück weiter runter und stellte mich ihm vor, ohne mein sicheres Auto zu verlassen.

In diesem Augenblick nahm ich hinter mir – nein, nicht das befürchtete Gangsterauto – sondern das rotierende Blaulicht eines Polizeiautos - natürlich in der Nacht ohne Martinshorn - und direkt dahinter einen schwarzen Kombi, den Leichenwagen, wahr. Das musste der Vater des jungen Mannes mit Leiche und Ersatzschlüssel sein.

Ich entspannte mich, drehte den Zündschlüssel um und stieg aus.

Die Metallwanne samt Leiche wurde zur Leichenhalle gebracht, der Deckel wurde abgenommen, und die Polizei informierte mich in kurzen Worten, dass der Mann wohl in betrunkenem Zustand von einem LKW in der Nähe des

Feuerwehrfestes in B. angefahren und dabei tödlich verletzt worden sei.

Es bot sich ein Bild des Grauens. Ein etwa fünfzigjähriger Mann, im Gesicht stark durch Reifenspuren entstellt, ein Oberschenkelknochen lag quasi frei, die umgebende Muskel- und Weichteilmasse hing in Fetzen herunter, Gleiches galt auch für den Brustkorb, der in weiten Teilen auf Grund des Gewichtes des LKW offen da lag.

Jetzt begann meine eigentliche Arbeit, weswegen man mich gerufen hatte.

„Wir brauchen zwei Blutentnahmen, eine aus einer Arterie und eine direkt aus dem Herzen", holte mich einer der Polizisten wieder in die Wirklichkeit zurück. „Ihr Kollege hat zwar den Tod bescheinigt, konnte aber kein Blut abnehmen. Er sagte uns, so was habe er noch nie bei einer Leiche gemacht."

So wie alle Organe offen da lagen, war es ein Leichtes, Blut aus dem Herzen und aus der freiliegenden Oberschenkelarterie zu entnehmen.

In aller Ruhe, aber nachdenklich, schlich ich mich nach Erledigung meiner Arbeit durch die kalte Nacht Richtung Heimat. Mission erfüllt.

Der Doktor und das liebe Vieh

Meine Frau lag nach der Entbindung unserer Tochter im nahen Krankenhaus.

„Heute kommst Du mich aber besuchen!“, hatte sie mich am Nachmittag noch eindringlich ermahnt. „Wenigstens nach der Abendsprechstunde.“

Es war ja auch wirklich zum Kotzen! Andere frisch gebackene Väter saßen stunden-, manche tagelang am Bett ihrer Ehefrauen und freuten sich mit ihnen. Bei den Dienstverhältnissen als Solist im Dienste der Medizin war es fast unmöglich, sich wenigstens mal für eine Stunde vom Praxisbetrieb loszueisen.

Ich hatte es versprochen: „Nach der Abendsprechstunde komme ich sofort.“

Das Ende der montäglichen Abendsprechstunde näherte sich, ich freute mich, meine Frau und meine frisch geborene Tochter bald zu sehen. Drei Männer saßen noch im Wartezimmer, als das Telefon schrillte. Es war die Bäuerin des Aussiedlerhofes nicht allzu weit entfernt von unserem Ort.

„Wir wissen nicht, was wir tun sollen. Wir haben eine Kuh im Stall, die unmittelbar vor ihrer Entbindung steht, und zwar wahrscheinlich durch Kaiserschnitt. Schon beim ersten Mal musste das Kälbchen durch Kaiserschnitt entbunden werden.“

Und jetzt kam sie zum eigentlichen Problem: „Entschuldigen Sie bitte, dass ich Sie überhaupt angerufen habe. Wir kriegen partout den Tierarzt nicht bei. Sie sind unsere einzige Rettung. Sie müssen uns helfen!“

Ich stockte eine Sekunde, indem ich mir bewusst wurde, dass einerseits im Krankenhaus mein eigener gynäkologischer Fall sicher schon wartete, ich mich andererseits nicht befähigt hielt, in diesem Fall effektive Hilfe leisten zu können.

Die Überlegung in meinem Kopf nahm jedoch nur einen Moment in Anspruch. Ich stellte mir die verzweifelten Bauersleute im Stall vor bei einem anstehenden Kaiserschnitt bei ihrer Kuh, und kein Tierarzt weit und breit.

„Ich komme, so schnell ich kann", sagte ich gefasst und mit sicherer Stimme, als hätte ich in meiner Laufbahn schon Tausenden trächtiger Großtiere zum Mutterglück verholfen. Obwohl vom Lande kommend und in einem bäuerlichen Betrieb von Seiten des Großvaters aufgewachsen, war es mir in Wahrheit nicht vergönnt gewesen, eine derartige Geburt jemals zu erleben, geschweige denn eine Kaiserschnittgeburt bei einer Kuh eigenständig durch-zuführen. Aber schön, dass man mir soviel Vertrauen entgegen brachte!

Mein erster Weg führte mich rasch ins Wartezimmer, wo die drei Patienten darauf warteten, von mir behandelt zu werden.

„Ihr Männer, ich müsste ganz dringend weg, zu einer Geburt, einem Kaiserschnitt." Dass mich ein veterinärmedizinischer Fall erwartete, verschwieg ich wohlweislich.

„Na klar, Doc, wir kommen dieser Tage noch mal. Geburt geht natürlich vor", sagte einer von ihnen voller Verständnis. „Legen Sie schon los!". Und weg waren sie, flüchteten vielmehr, als ob sie selber den Kaiserschnitt vollführen oder gar gemacht bekommen sollten.

Das war geschafft, schwieriger würde der Rest werden.

Mein nächster Gang führte mich ebenso rasch zum Medikamentenschrank und zu meiner Instrumentenbox.

Valium[1] sicherheitshalber schnell in meine Arzttasche, am besten mehrere Ampullen, Nadelhalter, Naht, die kräftigste, die ich finden konnte; Skalpell, Desinfektionsmittel, sterile Handschuhe; und ab ins Auto; auf dem schnellstem Weg zum Bauernhof vor den Toren des Dorfes.

Die Tür zum Stall war nur angelehnt. Mein erster Blick fiel auf die arme hochträchtige Kuh, von einem der Landwirtschaftshelfer an einem Strick gehalten. Kuh und ich, wir waren uns beide nicht im Klaren, was jetzt auf uns zukommen sollte.

„Zunächst brauche ich heißes Wasser, am besten einen ganzen Eimer voll – und Seife."

Meiner so professionell vorgetragenen Bitte wurde in kürzester Zeit entsprochen. Somit war ich um die Chance einer längeren Bedenkzeit gebracht. Die Kuh stieß ein eindringliches „Muh" aus, ganz tief, und ich meinte, eine deutliche Verzweiflung in ihrer Stimme zu vernehmen.

„Dann wollen wir mal!" sagte ich laut, mit kräftiger und Sicherheit ausstrahlender Stimme, mehr zu mir selbst.

In genau diesem Augenblick, ab dem ich verloren gewesen wäre mit meiner humanen Heilkunst, wurde die nur angelehnte Stalltür aufgetreten, und eine große, kräftige Gestalt in grünem Kittel und Gummistiefeln stand im Türrahmen – der Tierarzt, der es im letzten Moment geschafft hatte.

„Was wollen Sie denn mit den Ampüllchen Valium da?", fragte er mich näherkommend nebenbei und – wie ich fand – mit deutlichem Zynismus in der Stimme, indem er einen kurzen Blick auf mein zuvor ausgebreitetes Instrumentarium geworfen hatte, das eher einer Puppenküche zu entstammen schien. Er war überall in der Gegend bekannt als lus-

[1] Valium: starkes Beruhigungsmittel.

tiger Vogel, aber auch als sicherer Vertreter seines Fachs.

„Wie viel gebt denn Ihr Tierärzte bei so ´ner Kuh?“, meine Gegenfrage, weniger um eine fachgerechte Antwort zu bekommen, sondern mehr aus Verlegenheit; spätestens jetzt war ich mir der Lächerlichkeit meines geplanten Hilfseinsatzes bewusst.

„Jedenfalls reichen Ihre zehn Ampullen da überhaupt nicht, wir geben bei ´ner Kuh so ein halbes Pfund von dem Zeug.“

Sprach´s und entnahm zielstrebig seiner Arzttasche eine Spritze, so groß wie man sie in der Humanmedizin als Blasenspritze bezeichnet hätte, ging beherzt auf die Kuh zu und haute ihr mit voller Wucht seine Injektion in den Allerwertesten. Ich kam mir vor wie im falschen Film. Meine Ausrüstung war der Situation so angepasst, als sollte ein defekter Flügel eines Jumbojets durch die Tuchbespannung eines Segelflugzeugs ersetzt werden.

Es wurde noch schlimmer. Nach der Rasur des Fells an der geplanten Kaiserschnittstelle kam das Skalpell des erfahrenen Veterinärs zum Einsatz - im Vergleich zu meinem Werkzeug wie für Riesen geschaffen. Ganz zu schweigen vom Wundverschluss am Ende der Operation; mittels einer Art bundesbahntauglichen Fahrkartenzange, mit der der Herr Kollege von der tierischen Zunft erst die Löcher in die Haut der Kuh stanzte, um dann mit einem metallenen Faden von für mich, als Humanmediziner, furchteinflößender Dicke die Wunde zu nähen.

Leider war unser gemeinsamer Einsatz bei dieser Geburt nur teilweise von Erfolg gekrönt.

Das gerade zur Welt gekommene Kälbchen war von Anfang an ateminsuffizient[1]. Ich wollte diese Diagnose des Kollegen von der tierischen Zunft nicht wahrhaben, sondern nervte ihn permanent mit der Frage, ob man denn gar nichts unternehmen könne. Schließlich erbarmte er sich mehr um meinetwillen und empfahl mir: „Dann spritz ihm halt eine Ampulle Euphyllin unter die Zunge. Ich glaube zwar nicht, dass Du es retten kannst, aber Du kannst Dein Glück ja mal versuchen."

Und er hatte leider Recht. Das Kälbchen war innerhalb einer halben Stunde trotz meiner Bemühungen tot; insgesamt ein herber wirtschaftlicher Verlust für den Landwirt: da waren erst mal die Kosten für die Geburt, die Kuh selbst durfte nach diesem zweiten Kaiserschnitt natürlich nicht mehr tragen, und drittens dann noch ein totes Kalb.

Das Angenehmste an unserem Einsatz war ohne Zweifel trotz der Totgeburt, was nach der Arbeit auf uns wartete, nämlich das gemeinsame Vespern von allerlei Hausmacher-Wurstwaren, frisch vom Bauernhof.

Erst nach dieser Stärkung im Kreise aller direkt oder indirekt an dieser Operation im Kuhstall Beteiligten, kam dann mein Besuch im Krankenhaus an die Reihe. Die Wut meiner Frau wegen meines späten Erscheinens wich dann aber schnell Freude und Verständnis, als ich ihr von dem viehischen Notfall im Stall berichtete. Sie hatte sich ja im Laufe der Jahre zu einer verständnisvollen Landarztfrau entwickelt.

---

[1] ateminsuffizient: ungenügende Atmung.

Die Erscheinung

Frau C. war schon hoch in den Siebzigern und einige Jahre in meiner hausärztlichen Behandlung, hauptsächlich wegen eines insulinpflichtigen Diabetes. Ihr Mann hatte mich zu einem dringenden Hausbesuch gebeten, mehr gedrängt, wobei heftige und ungewöhnliche Lachanfälle ihm immer wieder die Stimme versagen ließen: „Dir müsst sofort mol zu meiner Frau kommen… So wat habt Ihr noch net gesiehn…. Mein Ahl redt kei Wort mieh. Ich gläw, die is verrückt genn!“ Ich wusste nicht recht, was ich von der Sache halten sollte und versprach, sofort zu kommen.

Man stelle sich ein sehr heruntergekommenes, altes Bauernhaus vor, das allein von Frau C. und ihrem Mann bewohnt wurde und sich auch im Innern bei meinen regelmäßigen Hausbesuchen schon immer irgendwie schmuddelig präsentiert hatte.

Frau C., eine ruhige und folgsame Patientin, deren altersbedingte Krankheiten einschließlich ihrer Zuckerkrankheit gut im Griff waren, saß mit verschwitztem Haar und blass-rötlichem Hautkolorit am Küchentisch, wie eine besonders gehorsame Schülerin beide Hände vor sich auf dem Küchentisch gefaltet. Auf dem Tisch standen Tassen und halb gefüllte Teller herum. Um sie herum hüpfte und tanzte ihr Mann wie Rumpelstilzchen ums Feuer und wiederholte immer wieder, was er mir schon am Telefon gesagt hatte: „Die redt kei Wort mieh, ich glöw, die is verrückt.!“ Zwischendurch schlug er seiner Frau, die teilnahmslos und wie in Stein gemeißelt einfach nur da saß, immer wieder an den Kopf und auf die Schulter und ermunterte sie so auf seine Weise, doch etwas zu sagen.

Frau C. tat weder ihrem Mann noch mir den Gefallen, auch nur ein einziges Wort von sich zu geben; sie saß einfach nur da, den stieren Blick vor sich hin nach unten gesenkt.

„Wie lange redet Ihre Frau denn nicht mehr?", fragte ich den Mann der Patientin.

„Oh, dat geht jetzt schon so seit zwei Daach. Aber jetzt hann ich et met der Angst zu dun kreie, ob dat net mo wat Ernstes sein könnd. Und eisse deet sie och net mi seit zwei Daach." Zwischendurch immer wieder „aufmunternde" Klapse auf Kopf und Schulter von Frau C. : „De Doktor is komme. Du musst doch wat eissen und reden, Mamm!"

So ging das Spiel eine ganze Weile. Auch mir gelang es nicht, sie auch nur zu einer einzigen Bewegung, einem Wort oder gar zum Essen oder Trinken zu bewegen, wobei ich mir einerseits wegen des Diabetes Sorge machte; andererseits beunruhigte mich der Gemütszustand von Frau C., denn es handelte sich offenbar um den akuten Schub einer Psychose. Sie hatte eine innere Mauer um sich herum errichtet, durch die es kein Durchkommen gab. Ich versuchte es immer und immer wieder, aber ohne Erfolg. Gerade diese Art psychiatrischer Notfälle stellte einen niedergelassenen Allgemeinarzt oft vor schier unlösbare Probleme.

Von ihrer Vorgeschichte wusste ich, dass sie als junge Frau in der Nazizeit in einer Anstalt unweit ihres Heimatortes blonden, blauäugigen Offizieren zu Gefallen sein musste, was bei ihr auch schon mal in der jüngeren Vergangenheit den Eindruck hinterließ, als sei sie geistig manchmal nicht ganz da oder neige zu gewissen Verwirrtheitszuständen und Halluzinationen. Aber so wie jetzt gerade hatte ich sie noch nie beobachten können; einer psychiatrischen Facharztbehandlung war sie trotz meines Drängens nie zugänglich gewesen.

Ich war ratlos und versuchte immer wieder, verbal an sie heranzukommen – erfolglos.

Schließlich entschloss ich mich, ihr ein Neuroleptikum[1] zu injizieren, eine Maßnahme, die man zu damaliger Zeit bedenkenlos in solchen Fällen anwandte. Gleichzeitig versuchte ich heraus zu bekommen, ob jemand innerlich mit ihr rede. Häufig ist die halluzinatorische Komponente ein wichtiges Kriterium bei der Diagnose einer akuten Psychose und natürlich auch bei der Abschätzung der einzuleitenden Therapie.

Und siehe da, nach mehreren Anläufen und Fragen von mir kam ein deutliches Nicken. Ich wollte wissen, wer denn mit ihr spreche. Irgendwie kleinlaut kam es aus ihrem Mund: „Der Dechant D."

Dechant D. war schon Jahre tot und spielte wohl vor Jahrzehnten in ihrem Leben eine wichtige Rolle.

„Mamm, meinst du dann wirklich, der Dechant D. schwätzt mit dir?", schaltete sich höhnisch ihr Mann wieder ein.

Ich nutzte die Gunst der Stunde: „Hat der Dechant D. Ihnen bestimmte Befehle erteilt, Frau C., zum Beispiel nicht mehr zu essen und zu trinken und vielleicht auch nicht mehr zu sprechen?"

Es folgte ein heftiges Nicken des Kopfes.

Ich überlegte krampfhaft hin und her, wie ich den Zugangskanal bei offensichtlich halluzinatorischer Psychose mit Realitätsverlust zu ihr offen halten könnte.

---

[1] Neuroleptikum: durch Blockade übergeordneter Nervenleitsysteme antipsychotisch wirksames Medikament.

Plötzlich hatte ich die Idee! Ich könnte eine „Gegenerscheinung" ins Spiel bringen. Einen Versuch war es wert.

Ohne lange zu überlegen, wandte ich mich ganz ruhig an Frau C., indem ich meine Hand verständnisvoll auf ihren Arm legte: „Hören Sie bitte mal gut zu! Ich habe gerade eine Erscheinung der Mutter Gottes, die mir sagt, Sie sollen sofort essen und trinken." Ich sprach alle Worte langsam und betonte sie einzeln, damit Frau C. erkennen sollte, dass die Erscheinung sozusagen noch im Gange sei. Die Mutter Gottes hielt ich spontan irgendwie dem Dechant D. für überlegen, weil ich wusste, dass Frau C. eine sehr religiöse Frau war, und sie so die Mutter Gottes wahrscheinlich höher einschätzen würde als den Dechant D..

Es dauerte keine zehn Sekunden und Frau C. griff zu Tasse und Teller vor sich und begann zu essen und zu trinken. Ihr Blutzuckerspiegel, der sich im Laufe der letzten Stunden nahe beim Entgleisen eingependelt hatte, normalisierte sich erstaunlich schnell wieder, auch ihre Redefreudigkeit kam innerhalb kürzester Zeit wieder zurück, und jetzt war sie auch bereit, ihre lebensnotwendigen Medikamente einzunehmen.

Vorübergehend war ich in den folgenden Tagen leider häufiger unangenehmen Fragen aus dem Kreis der Dorfbewohner ausgesetzt, denn mein Rumpelstilzchen verbreitete die Nachricht von der schnellen Heilung seiner Frau durch mich mit dem Kommentar: „Der Dokter lo is en Deiwelskerl mit seiner Erscheinung vonn da Modder Goddes! So wat hat dir all noch net gesiehn!", und schlug sich dabei vor höhnischem Lachen auf die Schenkel.

Der besondere gynäkologische Notfall

Irgendwie stellt man sich vor, dass bestimmte Dinge eher in der Stadt vorkommen und nicht auf dem tiefsten Land.

An diesem späten Winternachmittag musste ich mich eines Besseren belehren lassen, als ein Anrufer in der Praxis um einen dringenden Hausbesuch wegen schwerster unklarer Unterbauchbeschwerden seiner Frau bat. Die Helferinnen konnten ihn bewegen, seine Frau zur Praxis zu bringen, da dort die diagnostischen Möglichkeiten doch besser seien.

Es dauerte nur wenige Minuten und eine Mittvierzigerin betrat die Anmeldung, vielmehr schleppte sie sich, gestützt von zwei Männern zur Rechten und zur Linken, herein, schreiend und lamentierend. Auf den ersten Blick konnte man erkennen, dass zumindest bei einem der beiden Begleiter Alkohol mit im Spiel war, weniger bei der Patientin selbst. Wie zum Beweis postierte der eine erst einmal eine halb ausgetrunkene Bierflasche kameradschaftlich auf der Theke der Anmeldung. Er war der eigentliche Freund der Dame.

Lallend forderte er die Helferinnen auf, doch endlich seiner Freundin zu helfen. Durch die ungewohnte Schreierei aufmerksam geworden, war ich selbst aus dem Sprechzimmer heraus gekommen zur Anmeldung.

„Was ist denn hier los?“, versuchte ich mir erst einmal einen groben Überblick über die Situation zu verschaffen. „Sie gehen bitte mal sofort ins Wartezimmer zurück“, herrschte ich meinen Bierflaschenfreund an. Mit ihm schickte ich den zweiten Mann, seinen Freund, aus der Arena vor der Anmeldung ins Wartezimmer. „Das ist doch hier kein Panoptikum.“

Schlagartig fiel die Dezibelzahl vor der Theke schon mal um fünfzig Prozent.

Wie ein Zirkusdirektor in der Manege wandte ich mich nun der mir bis dahin unbekannten Patientin zu. Ihr schmerzverzerrtes Gesicht und ihre Jammertöne ließen sie eindeutig als Patientin, um die es eigentlich ging, erkennen. „Und bitte jetzt erst einmal ganz ruhig. Wo und seit wann haben Sie Schmerzen?"

„Seit etwa zwei Stunden", kam es gequält aus ihrem Mund. Und zum Zeichen, wo es weh tat, zeigte sie mit der ganzen Hand Richtung Unterbauch.

Irgendwie war mir bis zu diesem Augenblick nur vage die diagnostische Richtung klar. Ich gab meiner Helferin ein Zeichen, die Dame zum Untersuchungsraum mitzunehmen und eine gynäkologische Untersuchung vorzubereiten. Ich selbst widmete mich wieder dem aktuellen Patienten im Sprechzimmer.

Keine fünf Minuten später saß ich auf dem Drehschemel vor der Gyn-Liege im Untersuchungsraum, hatte ein Paar Gummihandschuhe übergestreift und verschaffte mir erst einmal durch Inspektion und das Abdrücken des Bauches einen groben Überblick. Es musste eindeutig etwas Gynäkologisches sein.

Die Patientin schrie jetzt so heftig, dass meine eigene Frau, wie sie mir später sagte, ein Stockwerk höher in unserer Wohnung, dachte: „Was macht er denn da mit einer Patientin? Wer nicht will, der hat gewollt."

„Ich muss Sie jetzt mal im Genitalbereich untersuchen!", versuchte ich das Schreien zu übertönen.

So weit kam es zunächst jedoch nicht, denn bei der äußeren Vaginalinspektion fiel mir der Grund ihres Schreiens sofort ins Auge: Die Spitze, und damit der längere

Teil eines künstlichen Penis, eines Vibrators, ursprünglich wohl batteriebetrieben, jetzt jedoch ohne den unteren aufschraubbaren Batterieteil, hatte sich offensichtlich zwischen Scheidenöffnung und Muttermund eingeklemmt und die verständlicherweise heftigen Schmerzen verursacht. Aus Scham hatte sie mir wohl auch nicht direkt gebeichtet, was los sei. Zur damaligen Zeit vollkommen verständlich. Auf die detaillierte Anamnese verzichtete ich gern angesichts des klaren Befundes.

Einen unverständigen Blick bei meiner Helferin erntete ich, als ich ausnahmsweise nicht um übliches gynäkologisches Instrumentarium bat, sondern kurz und prägnant sagte: „Kornzange[1] bitte!"

Die Entfernung des ungewöhnlichen Fremdkörpers war schnell geschafft, die eigentliche gynäkologische Untersuchung erbrachte Gott sei Dank keinen pathologischen Befund und blitzartig herrschte wieder die übliche Ruhe in unseren Praxisräumen.

Die Patientin rang mir im Hinausgehen das Versprechen ab, nichts ihrem Freund über die eigentliche Ursache ihrer Schmerzattacke zu sagen. Ich versprach ihr Stillschweigen.

Von wegen „So was gibt's nicht auf dem Land, sondern nur in der Großstadt!"

---

[1] Kornzange: relativ große chirurgische Zange zum Entfernen von Verbänden und Fremdkörpern.

April- und andere Scherze

Bei allem tiefen Ernst in einer Praxis braucht es zwischendurch auch mal mentale Erholung. Was bot sich dazu besser an als der erste April?

Meine eigene Frau war zur damaligen Zeit im letzten Drittel ihrer Schwangerschaft mit unserer Tochter, und so kam ich auf die Idee, dieses Faktum „schamlos" auszunutzen.

Noch rechtzeitig vor Sprechstundenbeginn füllte ich einen handelsüblichen Plastikbecher, wie wir ihn in der Praxis für die Urinuntersuchungen benutzten, mit einer Mischung aus Cola und Limonade. Diesen Becher mit rötlich-trübem Inhalt postierte ich im Labor auf dem Labortisch und legte einen Zettel dazu: „Urin meiner Frau. Bitte schon mal untersuchen."

Als ich eine halbe Stunde später zum Sprechstundenbeginn in der Praxis erschien, erwartete mich schon meine Mitarbeiterin ganz aufgeregt und mit bekümmerter Miene.

„Chef, Ihre Frau hat hochgradig Zucker im Urin; und außerdem habe ich unter dem Mikroskop ganz komische Zellen entdeckt, die ich nicht eindeutig identifizieren kann. Wollen Sie bitte mal selber sehen?" Sie schob den Objektträger für mich unter das Mikroskop und zeigte besorgte Miene, was ich wohl selber entdecken würde.

Ich wusste ja schon, dass es eigentlich nichts zu entdecken gäbe, tat aber interessiert und verwundert. „Tja… das ist schon irgendwie komisch. Was das nun sein soll, ist mir selber auch nicht klar."

Im selben Augenblick griff ich mir den Plastikbecher auf dem Labortisch, setzte ihn an den Mund und trank ihn in einem Zug aus.

Das Gesicht der Assistentin hätten Sie sehen sollen! Sie zweifelte eindeutig an meinem Verstand, bis ich rief: „April, April!“

Den Stein von ihrem Herzen konnte man förmlich kullern hören.

Ein Jahr später am ersten April hatte ein Patient mit multipen Lipomen[1] an beiden Armen einen Termin zur probeweisen Entfernung eines dieser Lipome. Das Besondere war, dass dieser Patient, bekanntermaßen und von mir schon öfters im Vorhinein getestet, keinerlei Schmerzempfinden an der Haut hatte; er zählte zu den statistisch wenigen Menschen, die genetisch bedingt keine Schmerzrezeptoren besitzen. Ich hatte vorher mit ihm vereinbart, dass ich mir mit seiner Unterstützung einen Scherz erlauben würde. Treffen sollte es wieder meine treue Seele von Arzthelferin.

Als der Patient auf der OP-Liege lag, bereitete ich wie üblich das Operationsgebiet vor, ignorierte völlig die ebenfalls bereit liegende und mir von der Arzthelferin angebotene Spritze zur örtlichen Betäubung, griff zielstrebig nach dem Skalpell und schnitt mutig in die Haut des Patienten, als dieser auch schon vereinbarungsgemäß lauthals aufschrie. Quasi zeitgleich mit diesem fingierten Schmerzschrei schrie meine assistierende Helferin voller Verzweiflung: „Chef, Sie haben die Betäubungsspritze vergessen!“ Ich ließ mich nicht beirren und fuhr in meiner Schnittführung fort.

---

[1] Multiple Lipome: mehrere Fettgeschwülste.

Und dann das ruhige „April, April!“ von mir mit entsprechender Aufklärung.

„Ich dachte schon, ich müsste die Polizei oder den Krankenwagen für die Psychiatrie rufen“, war ihre entsetzte Antwort und griff sich ans Herz.

Über die Gefährlichkeit der schwarzen Bohne

Unter den Patienten gibt es Nervensägen, bei deren Problemen einem beim besten Willen nichts mehr einfällt. Eine solche Patientin war die Mittdreißigerin Frau L., die ihre täglichen Spaziergänge zusammen mit Teilen ihrer Kinder oder auch manchmal mit allen drei Kindern zwischen drei und sechs Jahren in unsere Praxis unternahm. Meistens sprach sie in der Realität nicht zu verifizierende gesundheitliche Probleme in epischer Breite an, in der Regel natürlich ohne Terminvereinbarung.

An diesem Morgen ritt mich irgendwie der Teufel.

Frau L.: „Herr Doktor, ich habe heute eine wichtige Frage an Sie, die ich unbedingt geklärt haben muss. Meinen Sie, dass diese Flüssigkeit, die mir da aus der Nase läuft, Hirnwasser sein könnte?“

Ich war wie geplättet. Sie hatte eindeutig einen normalen Schnupfen und sonst nichts.

„Speziell bei Ihnen, Frau L., kann ich das hundertprozentig ausschließen.“

Die Frechheit in meiner Bemerkung hatte sie Gott sei Dank nicht verstanden.

„Aber sagen Sie mal, Frau L.“, fuhr ich nachdenklich, die Hand an den Mund gelegt, fort, „welche Kaffeesorte benutzen Sie eigentlich üblicherweise zuhause?“

„Eduscho“, kam es harmlos aus ihrem Mund.

„Na, sehen Sie, das ist wissenschaftlich bekannt. Diese Sorte kann so etwas verursachen. Sie sollten unbedingt mal die Marke wechseln.“

Ich musste ihr hinterher lachen, als sie schon längst samt ihrem Kindertross die Praxis wieder verlassen hatte.

Womit ich nicht gerechnet hatte, war die Beschwerde des örtlichen Lebensmittelhändlers mit Eduscho-Filiale einige Tage danach, wie ich dazu käme, seinen Kaffee zu verunglimpfen.

Kindliche Abneigungen

Als mein kleiner Sohn, damals etwa drei Jahre alt, mal wieder seinen Vater in den Praxisräumen im Erdgeschoss unseres Hauses besuchen wollte, war um die Mittagszeit die Praxis schon fast leer - bis auf eine ältere Patientin mit einer ausgeprägten Jammerdepression. Sie lag fast bewegungslos wie ein Stein in einem der Untersuchungszimmer auf der Liege und harrte der Dinge, die da kommen sollten. Ich hatte an diesem Tag irgendeine besondere Untersuchung bei der Dame vorgesehen.

Mein kleiner Sohnemann sah die Patientin, stellte sich neben die Untersuchungsliege und sagte zunächst einmal kein Wort. Beide fixierten sich nur mit ihren Blicken.

Als ich gerade dazukam, entschied sich der kleine Dötz, der sonst sehr anständig und für sein Alter fast schon erwachsen mit Patienten umging, für einen einzigen Satz, leider den falschen:

„Du bist aber mal eine blöde Kuh." Und ging in Seelenruhe aus dem Zimmer.

Ich war wie vom Donner gerührt, auch wenn seine drei Jahre durchaus noch vieles entschuldigten. Nicht nur ich, auch die Patientin war plötzlich sehr munter.

„Das ist ja wirklich unmöglich, was sich manche Kinder heute erlauben", tobte sie.

Auch meine Entschuldigungen nützten nichts. Sie bestand darauf, dass ich den kleinen Mann wieder zu mir rief und ihn ordentlich vor ihren Augen ausschimpfte.

Und auch diese verbale Intervention genügte ihr offensichtlich nicht. Sie war weiterhin verärgert, sauer und in Rage. Ich schnappte mir meinen kleinen Sohn heftig an der

Hand, ging mit ihm auf den Flur, schrie ihn an und flüsterte ihm gleichzeitig zu, dass ich ihm jetzt ein paar auf seinen Allerwertesten geben würde, aber nur so zum Spaß. Der kleine Mann kapierte sofort, freute sich sogar über die gemeinsame Verschwörung zwischen Vater und Sohn und spielte das Spiel mit. Sicherheitshalber nahm ich ihn über die Außentreppe, also über einen anderen als den direkten Weg, mit nach oben, wo ich mit ihm in aller Ruhe sein Verhalten besprach.

„Aber die Frau war doch eine blöde Kuh", kam es aus dem Kindermund.

Maudit soit qui mal y pense.

Sonntagsdienst

Es war ein sauheißer Sonntagnachmittag, und ich hatte mal wieder Notdienst. Ich bemerkte, wie eine junge Dame von vielleicht siebzehn Jahren auf hohen Stöckelschuhen und in luftigem Sommerkleid die Treppen zum Praxiseingang herunter tippelte, in ihrem Schlepptau ein junger Mann in Rotkreuzuniform, sicherlich nur wenig älter als besagte Dame selbst.

An der Tür nahm ich die beiden in Empfang, und ohne viel Aufhebens bedeutete mir der junge Sanitäter, dass seine Freundin unter starken Unterbauchbeschwerden leide. Er war allerdings nur zufällig in Sanitäteruniform wegen eines Diensteinsatzes im Nachbarort. Jetzt sei er nur in der Funktion als frischgebackener Freund der Dame dabei. „Und das seit genau vier Wochen", wie er voller Stolz betonte.

Die Dame machte mir nicht den cleversten Eindruck, was sich bei der folgenden Anamnese bestätigte. Ich ließ sie gleich auf der Untersuchungsliege neben dem Ultraschallgerät Platz nehmen und begann mit der Routinebefragung.

„Seit wann haben Sie die Beschwerden im Bauch?"

Ihr fragender Blick ging Richtung Freund. „Seit wann habe ich die Beschwerden?"

„Mir hast Du eben gesagt, seit etwa drei Stunden", kam es genervt von der Sanitäterpartei.

„Was haben Sie außer den Schmerzen im Bauch sonst noch bemerkt? Schmerzen beim Wasserlassen?"

Wieder der Blick zum Freund. „Habe ich Schmerzen beim Wasserlassen?"

„Das weiß doch ich nicht." Karl wurde zunehmend mürrischer.

„Ist der Stuhlgang normal?“

„Ist mein Stuhlgang normal?“ Wieder die Drehung ihres Kopfes in Richtung Karl und der Unterstützung erheischende Blick zu ihm.

„Ihre letzte Periode?“

„Meine letzte Periode? Karl, wann war das“?

„Vor vier Monaten, hast Du mir gesagt“, sichtlich genervt.

Ich merkte schon, irgendwie kamen wir so nicht weiter. Ich begann, den Bauch der Patientin abzutasten und zu auskultieren, ohne Besonderheiten. Natürlich hatte ich jetzt schon einen Verdacht.

Ich griff zum Ultraschallkopf, schmierte den Bauch der Patientin mit Ultraschallgel ein und erkannte sofort, was Sache war.

„Junge Frau, Sie sind im dritten Monat schwanger. Das ist die Ursache Ihrer Bauchbeschwerden. Eindeutig. Kein Zweifel. Auch die Größenverhältnisse der Frucht passen genau. “

Ein Freudenschrei entfuhr ihr.

Karl, ihr neuer Freund, eilte zur Liege, beide lagen sich voller Glück in den Armen.

„Wir bekommen ein Kind, und Du wirst Vater, Karl! Ist das nicht toll?“

Karl erholte sich langsam vom ersten Freudentaumel und wandte sich sehr nachdenklich in meine Richtung.

„Was sagten Sie eben? Dritter Monat? Dann kann ich ja gar nicht der Vater sein. Wir kennen uns doch erst seit genau vier Wochen.“

Im weiteren Verlauf des Gespräches stellte sich heraus, dass sie wirklich siebzehn Jahre alt und seit zwei Jahren als Auszubildende zur Fleischereiverkäuferin in der benachbarten Kleinstadt angestellt war. Der Vater ihres ungeborenen

Kindes konnte ihrer eigenen Erinnerung nach, wenn nicht Karl, dann nur der Chef des Metzgereibetriebes sein.

Ich bot ihr an, in dieser Situation behilflich zu sein, gegebenenfalls mit ihren Eltern und ihrem Chef zu reden. Einzige Reaktion von ihr: „Warum? Ist doch alles klar."

Beide trotteten in trauter Einigkeit von dannen, Karl und seine schwangere Freundin.

Irgendwie war ich dankbar, dass meine weitere Hilfe nicht gebraucht wurde und dass der langweilige Dienstnachmittag eine so kurzweilige Unterbrechung erfahren hatte.

Schulterluxationen am laufenden Band

Die Mutter der jungen Dame hatte mich zum dringenden Haubesuch gebeten. Die Schulter ihrer Tochter sei mal wieder herausgesprungen.

Das war wohl eine sogenannte habituelle Schulterluxation[1], die möglichst rasch wieder in die richtige Stellung gebracht werden musste. Ich hatte mit diesem Phänomen schon häufiger im Rahmen meiner Ausbildung und während der Assistenzarztjahre im Krankenhaus zu tun.

Vor mir saß ein äußerst hübsches, achtzehnjähriges Mädchen, weinend vor Schmerz, den Arm unbeweglich in Schonhaltung herunter hängend. Die Diagnose stand schon ohne weitere Untersuchung fest.

Ich beruhigte sie erst einmal mit Worten, erklärte ihr ganz ruhig, was jetzt gleich passieren würde, nämlich das Zurückdrehen des Oberarmkopfes mittels einer Jahrtausende alten Methode, der Methode nach Hippokrates. Dabei nimmt der Arzt seine eigene Ferse unterstützend zu Hilfe, um den Oberarmkopf wieder in die ursprüngliche Stellung zurück zu drehen. Wenn sie gelingt, ist die Sache in Sekunden erledigt.

Sie blickte mich voller Vertrauen an, als ich zur Vorbereitung schritt. Erst einmal applizierte ich ihr eine muskelentspannende Injektion, dann zog ich meinen eigenen rechten Schuh aus, um meinen Fuß sozusagen als Hebel an ihr herausgesprungenes Schultergelenk zu setzen.

Dabei passierte es. Die ungewohnte Haltung führte bei mir zu einer akuten Zerrung im Bereich der Halswirbelsäule;

---

[1] Habituelle Schulterluxation: immer wieder herausspringendes Schultergelenk.

ich musste sofort meine Hilfsmaßnahmen unterbrechen, beide saßen wir uns weinend und jammernd gegenüber.

Nach zehn Minuten ein zweiter Versuch, dieses Mal mit vollem Erfolg.

Jedes Mal, wenn sie hinterher aus anderen Gründen in die Praxis kam, mussten wir beide immer wieder lachen bei der Erinnerung an unseren Repositionsversuch.

Viele Jahre später nahmen ein Kollege und ich privat an einem survival training in den wilden und einsamen Regionen der Vogesen bei Gérardmer teil. Auch bei ihm war eine sogenannte habituelle Schulterluxation bekannt.

Schon bei der allerersten einleitenden Übung am ersten Abend war es passiert. Wir sollten uns im Dunkel der Nacht entlang einer von den Trainern in der rauen Gegend aufgestellten Reihe von Grableuchten orientieren lernen. Mein Kollege brach als erster zu seinem holprigen Marsch durch Dick und Dünn, über Bäche, Brennnesselfelder und Gestrüpp entlang eines abschüssigen Geländes auf. Ich sollte ihm zehn Minuten später folgen.

Ich hatte noch keine Viertelstunde des unwirtlichen Parcours hinter mir, als mir mein Kollege weinend mit schmerzverzerrtem Gesicht entgegen kam. Er war ausgeglitten und ausgerechnet auf die Schulter mit der seit Jahren bekannten habituellen Schulterluxation gefallen und hatte daraufhin sofort den Rückzug angetreten.

„Mein Gott, die ist ja total draußen! Soll ich gleich hier mal einen Repositionsversuch starten?“

„Kannst Du sein lassen. Die ist in den letzten Monaten bestimmt über zehn Mal rausgesprungen. Die kriegt man nicht ohne Narkose wieder rein“, war seine verzweifelte Antwort.

„Also müssen wir zurück und versuchen, das nächste Krankenhaus zu erreichen."

Wir wussten nicht annähernd, wo wir uns befanden, sonst wäre es kein echtes survival training gewesen. Für echte Notfälle gab es im Camp einen Jeep, mit dem man uns auch in das einsame Waldstück jenseits aller menschlichen Zivilisation gekarrt hatte. Keiner durfte, so waren die Regeln, irgendwelche Gegenstände des normalen zivilisierten Lebens mit sich führen, insbesondere gehörte es zu den Bedingungen, keinen Pfennig Geld dabei zu haben.

„In Gérardmer gibt es ein Krankenhaus, zu dem ich euch jetzt fahren werde", informierte uns der Projektleiter.

Es ging über Stock und Stein, etwa eine Dreiviertelstunde lang, die für meinen Kollegen, die Hölle war.

Als wir im Krankenhaus ankamen, war es mittlerweile drei Uhr nachts; das Krankenhaus war dunkel, und nichts verriet, dass irgendetwas in diesem Haus an medizinischer Aktivität zu erwarten sei.

Es gab an der Pforte eine Nachtglocke. Einmal klingeln, nichts regte sich. Ein zweites Mal klingeln, nichts tat sich. Nach dem dritten Läuten erschien eine schlaftrunkene Schwester und öffnete.

„Messieurs?", fragte sie hörbar genervt.

Des Französischen einigermaßen mächtig, versuchte ich ihr zu erklären, indem ich auf meinen Kollegen zeigte:

„Bonsoir Mademoiselle, nous sommes des médecins allemands et nous avons participé à une expérience de survie, dans la forêt proche de Gérardmer. Mon copain est tombé sur son épaule ; il souffre depuis longtemps d`une luxation chronique d`épaule qu´il faut remettre. Il est un cas d´urgence. »[1]

Sie stutzte und war irgendwie wach geworden. Sie musterte uns von Kopf bis Fuß.

„Des médecins allemands?“, kam es ungläubig über ihre Lippen. Kein Wunder, dass sie verwundert war, so wie wir aussahen. Ziemlich dreckig und verlottert, survival-training-mäßig halt. Schlurfenden Schrittes in ihren weißen Krankenhauslatschen und sauer wegen der nächtlichen Ruhestörung durch zwei deutsche Ärzte ging sie zum Telefon und erklärte dem Teilnehmer am anderen Ende der Leitung in knappen Worten, um was es ging. Dann wieder zu uns gewandt, fuhr sie fort: „Wir haben nämlich keinen Arzt im Hause. Es gibt zwar einen zuständigen notdiensttuenden Arzt, der allerdings von zuhause aus den Notdienst versieht“, erklärte sie uns auf französisch.

Es dauerte keine zehn Minuten, und ein verschlafener Kollege betrat die Ambulanz, in die wir der Schwester mittlerweile gefolgt waren, mit einem ziemlich unfreundlichen „Bonsoir“ auf den Lippen; es ging auf vier Uhr morgens zu.

„Das werden wir schnell haben“, wobei er ziemlich heftig an das betroffene Schultergelenk meines Kollegen fasste, der mittlerweile seinen Oberkörper frei gemacht hatte. Dieser schrie heftig auf und wandte sich schmerzgeplagt zu mir:

„Erklär´ ihm bitte, dass die Reposition nur unter Narkose geht.“

---

[1] „Guten Abend, wir sind deutsche Ärzte und haben an einem survival training im nahen Wald von Gérardmer teilgenommen. Mein Kollege ist auf seine Schulter gefallen. Er hat seit langem mit einer chronischen Schulterluxation zu tun. Sie muss reponiert werden. Ein Notfall.“

Ich übernahm wieder die Dolmetscherrolle und erklärte unserem französischen Kollegen, dass bei dem Patienten erfahrungsgemäß unbedingt eine Narkose zum Reponieren erforderlich sei.

Er ließ von seinem Vorhaben der „gewaltsamen“ Murckserei an der Kollegenschulter ab, griff seinerseits zum Telefonhörer und flüsterte mir zu: „Je vais informer le chef.“[1]

Es verging eine halbe Stunde und ein weiterer Kollege, dieses Mal der chirurgische Chef, flog geradezu ins Untersuchungszimmer, wendete sich ohne Gruß an mich und blaffte mich auf Französisch an:

„Je pense que vous êtes collègue? Pourquoi est-ce que vous n´avez pas remis la luxation vous-même? »[2] Er wollte offensichtlich die Sache möglichst schnell hinter sich bringen und hielt seine Anwesenheit offenbar auch gar nicht für notwendig.

Ohne meine Antwort abzuwarten, machte er sich an der Schulter meines Kollegen zu schaffen, sichtlich verärgert ob der Störung seiner Nachtruhe. Auch unter seinen heilenden Händen erhob sich das stille Jammern meines Kollegen zum Schmerzschrei. So ging es nicht, obwohl er doch der Chef war.

„OK. Jeanette“, resignierend zur Schwester nach zehn Minuten, „il faut appeler docteur Hugo, l´anésthesiste.“[3]

Die Rettung eilte, wieder eine halbe Stunde später, herbei in Form des natürlich ebenfalls von außerhalb kommenden Narkosearztes. Jetzt waren wir ein halber Ärztekongress und

---

[1] „Ich werde den Chef informieren.“

[2] „Ich denke, Sie sind Kollege? Warum haben Sie nicht selbst reponiert?“

[3] „Ich glaube, wir müssen den Narkosearzt Dr. Hugo anrufen.“

alle beschäftigten sich mit der ausgerenkten Schulter meines Kollegen.

Docteur Hugo erfasste ohne große Umstände sofort die Situation, machte sich ohne Murren in aller Ruhe an die Vorbereitung der Maskennarkose, stellte währenddessen alle wichtigen Fragen zur Narkose, und mein lieber Kollege schnarchte in kürzester Zeit. Die eigentliche Reposition führte die chirurgische Chefarzthand in Null Komma Nichts durch.

Mein ramponierter und reponierter Kollege wurde mitsamt seiner dreckigen Kleider in ein sauberes und weiß bezogenes Bett auf Station verfrachtet und ich zu seiner persönlichen Nachtschwester ernannt. Genau so dreckig wie der Patient bezog ich das blütenreine Nachbarbett im gleichen Zimmer.

Soweit so gut! Das wichtigste Problem war gelöst.

Nach einer kurzen Visite durch den Chef der Chirurgie am Morgen des längst schon begonnenen Tages, einer letzten Röntgenkontrolle und einigen wirklich sehr freundlichen, kollegialen Abschiedsworten, die wir kaum glauben konnten nach der vorausgegangenen nächtlichen Aktion, konnten wir zwei, äußerlich eher Pennern als Ärzten gleichend, mit einem Kurzentlassungsbrief unterm Arm abziehen.

Wie sollte es jetzt weiter gehen? Unseren Fahrer, der uns aus der Wildnis in die Zivilisation von Gérardmer gebracht hatte, hatten wir natürlich längst nach Hause geschickt, als klar war, dass das Ganze in einer stationären Aufnahme enden würde. Und auf eine Fortsetzung des survival training hatten wir nach diesen Ereignissen der ersten Nacht auch keine Lust mehr.

Wir standen in unseren Klamotten auf der Straße, Hunger und Durst machten sich allmählich bemerkbar, so dass wir ernsthaft zu überlegen gezwungen waren, wie wir zu Geld kommen könnten. Sollten wir zu betteln versuchen? Oder einfach etwas zu essen klauen? Wir verwarfen alle Ideen wieder.

Da kam mir die rettende Idee: „Wir marschieren einfach wieder zurück ins Krankenhaus in unser Zimmer, wo wir gerade herkommen.“ Dort gab es ein Telefon am Bett, das einzige Telefon, von dem wir kostenlos telefonieren konnten; die Telefonkosten würden sicherlich später mit den Krankenhauskosten auf der Rechnung erscheinen.

Und so schlichen wir uns wie die Schwerverbrecher unbehelligt wieder auf Station in unser Zimmer, das Gott sei Dank noch im gleichen schmutzigen Zustand und noch nicht wieder hergerichtet war, wählten die Nummer meines Bruders in Deutschland und vereinbarten mit ihm einen Ort, wo er uns abholen sollte, nicht ohne ihn dringend zu bitten, ein paar belegte Brote mitzubringen.

So gestaltete sich das eigentliche survival training mitten in der Stadt Gérardmer mindestens genau so schwierig wie die Übungen im menschenverlassenen Dschungel irgendwo in der Umgebung von Gérardmer.

Ein anstrengender Urlaub

Die ersten Monate in der neuen Praxis hatten mich ordentlich geschlaucht, so dass wir uns eine Woche Urlaub im Spätherbst zu gönnen glauben durften. Nur weg, irgendwo in die Sonne. Die Wahl fiel auf Gran Canaria. Wie wir es mit der ganzen Familie ersehnt hatten, so kam es in jenem Jahr auch: über dreißig Grad noch im November.

Alles hätte wunderbar werden können, wenn unsere Tischnachbarin im Speisesaal unseres Hotels uns nicht zufällig und ziemlich verzweifelt erzählt hätte, dass ihr Mann seit Tagen, nachdem er sich in einem Strandcafé den Kopf an einer Blumenampel gestoßen habe, auf der neurochirurgischen Intensivstation von Las Palmas liege. Sie sei ganz verzweifelt, weil er immer noch bewusstlos sei und nach ihrer Einschätzung keine ausreichende Behandlung erfahre. Außerdem sei der behandelnde Chefarzt der Neurochirurgie seit Tagen nicht mehr zu sprechen, überhaupt kein Arzt der Abteilung; dazu komme noch, dass sie sich leider nicht verständigen könne, weder auf Spanisch noch auf Englisch.

In der Hoffnung, irgendeine Verbesserung bewirken zu können, bot ich ihr meine Hilfe an, was bedeutete, die nächsten Tage täglich per Taxi mit ihr vom Hotel zum Inselkrankenhaus, dem Ospedal insular von Las Palmas, und abends wieder zurück zu fahren. Eigener Urlaub adieu!

Am nächsten Morgen verschaffte ich mir beim Besuch im Krankenhaus erst einmal einen groben Überblick über die Lage „meines“ neuen Patienten. In einem völlig überhitzten Raum ohne Klimaanlage lagen zwei Patienten, der Mann aus Deutschland und dazu ein Spanier, der sein Radio auf volle

Lautstärke den ganzen Tag über laufen ließ und der pausenlos Besuch von Heerscharen spanischer Kollegen erhielt. Sauberkeit und Ordnung erinnerten eher an eine Besenkammer als an eine Intensivstation. Damals waren bei uns in Deutschland überall Sätze wie „Der medizinische Standard in allen europäischen Ländern ist mittlerweile überall gleich“, en vogue. Das konnte ich wahrlich nicht bestätigen. Mir wurde angst und bange beim Gedanken an einen potentiellen eigenen stationären Aufenthalt in manchem von mir selbst so geliebten südeuropäischen Land.

Der Patient, um den es ging, Inhaber eines Reisebüros in Mönchengladbach, ein Mann um die fünfundsechzig, machte keinen guten Eindruck. Er war kaltschweißig, fiebrig und nicht ansprechbar. Auch auf Kneifen keine Reaktion. Er hatte eine Infusion mit Cortison anhängen.

Mein nächster Weg führte mich zum Schwesternzimmer, um den behandelnden Kollegen aufzuspüren. Fehlalarm! Nicht zu sprechen. Ich stellte mich vor, das Gespräch mit dem Personal in keiner Sprache außer Spanisch möglich, was ich leider nicht gerade gut beherrschte, bestenfalls, dass es gerade zur Bestellung eines Bieres reichte; weder Englisch noch Französisch oder das sprachlich ähnliche Italienisch, Sprachen, die ich alle gut bis fließend sprach, fanden irgendeine freundliche Reaktion des Verstehens. Es war deutlich zu spüren, man wollte mich nicht verstehen. Ich fragte, ob ich wenigstens einen Blick in die Unterlagen des Patienten werfen dürfe. Das wenigstens wurde mir nach langer Diskussion bewilligt. Aber außer einer für deutsche Verhältnisse liederlichen Kurvenführung und einem Schädelcomputertomogramm von vor etlichen Tagen gab es ohnehin nicht viel zu sehen. Offensichtlich ein sogenanntes epidurales Hämatom[1] nach Schädelhirntrauma.

Und so verliefen dann auch die nächsten Tage ähnlich, mit Ausnahme der seelischen Unterstützung der Ehefrau: Schauen, ein bisschen allgemeine Dinge, soweit möglich, verbessern, beobachten und den Allgemeinzustand abschätzen. Auch in den nächsten Tagen bekamen wir trotz intensiver Bemühungen keinen Arzt zu Gesicht.

Der Zustand des Patienten verschlechterte sich zusehends von Tag zu Tag. Der Mann bedurfte nach meiner Beurteilung dringend einer operativen Intervention.

Nach drei oder vier Tagen ständigen Gesprächsaustauschs zwischen seiner Frau und mir stand unser gemeinsamer Entschluss fest: Der Patient muss unbedingt nach Deutschland rücktransportiert werden.

Als Inhaber eines Reisebüros hatten die beiden wenigstens eine Reiserückholversicherung abgeschlossen. Trotzdem war das Ganze nicht einfach. Zunächst sprach ich telefonisch mit der Flugrettungswacht in Stuttgart. Der dortige beratende Neurochirurg brauchte für einen Rücktransport unbedingt eine schriftliche Bestätigung des in Las Palmas behandelnden Kollegen, dass die Weiterbehandlung vor Ort nicht möglich und ein Rücktransport unbedingt erforderlich sei. In Ermangelung eines behandelnden Arztes vor Ort, war er ausnahmsweise mit meinem Befund auf einem Privatrezept einverstanden, auf dem von mir diese Notwendigkeit einschließlich der von mir erhobenen klinischen Befunde attestiert werden sollten.

Man muss sich vorstellen: Die Pupillenreflexe wurden von mir mittels einer kleinen Handtaschenlampe erhoben, die

---

[1] Epidurales Hämatom: Hirnblutung, u.a. infolge Verletzung.

peripheren Reflexe beispielsweise per Handkantenschlag, mangels eines Reflexhammers.

Die Telefonate nach Deutschland verschlangen, so wurde ich später von der Ehefrau des Patienten informiert, mehrere hundert DM.

Eine letzte Bedingung der Flugwacht bestand darin, dass der Patient von uns in einem, von uns selbst zu organisierenden Krankenwagen zum internationalen Flugplatz von Las Palmas gebracht werden musste, und zwar auf Abruf durch die Rettungsflugwacht.

Es kam der Samstag, der zweitletzte Tag meines und unseres Familienurlaubs, von dem ich persönlich noch so gut wie nichts gehabt hatte.

Am morgigen Sonntagabend würde der Learjet aus Stuttgart eintreffen.

Die Lage war prekär. Einerseits musste der Patient endlich in richtige Fachbehandlung in der Heimat, die Neurochirurgie Köln war informiert, die Rettungsflugwacht stand in den Startlöchern, die Bescheinigungen von mir waren telefonisch akzeptiert, ein privater Krankenwagen war von der Ehefrau des Patienten angeheuert worden für den nächsten Abend. Doch andererseits bestand das Problem, wie den Patienten ohne Aufsehen aus dem Krankenhaus bekommen? Der nicht vorhandene Chef der Abteilung wäre sicher mit unserer Aktion nicht einverstanden gewesen.

Gegen Abend des Sonntag war das Krankenhaus regelmäßig von Besuchern der Patienten bevölkert; diese Tatsache nutzten wir schamlos aus und „klauten“ den Patienten in seinem erbarmungswürdigen Zustand aus dem Ospedal insular in Las Palmas.

Die Infusion hatten wir in seinem Arm belassen und ihn zu dritt, Ehefrau, Krankenwagenfahrer und ich, ohne Aufsehen in dem allgemeinen Tumult der Besuchermassen durch das halbe Krankenhaus hinaus transportiert. Kein Mensch hielt uns an oder stellte irgendwelche Fragen. Es sah offenbar alles aus wie die normalste Sache der Welt.

Umso größer die Freude, als es endlich losging und wir Richtung Airport unterwegs waren. Erst in diesem Moment wurde ich mir der Verantwortung bewusst, die ich quasi unter der Hand übernommen hatte, immerhin einen schwer kranken und bewusstlosen Mann aus der Obhut eines Krankenhauses zu „klauen" und ihn in einem völlig mangelhaft ausgestatteten Transportfahrzeug durch die Gegend zu karren. Ich saß neben dem Patient, konnte nicht einmal seinen Blutdruck überwachen, weil es kein Blutdruckmessgerät in dem Fahrzeug gab; seinen Puls konnte ich zwar tasten, von seiner Atmung konnte ich mich nur mittels eines kleinen Schminkspiegels, den ich ihm von Zeit zu Zeit als Kontrolle unter die Nase hielt und der seiner Ehefrau gehörte, überzeugen. Ich kam mir vor wie der Arzt von Stalingrad.

Lieber Gott, lass es bitte, bitte gut ausgehen!

Eine letzte Hürde bestand jetzt noch darin, überhaupt auf das Flughafenareal zu gelangen. Wir fanden eine Art Lieferanteneingang mit breitem, elektrisch betriebenem Schiebetor und einem Wächterhäuschen daneben; für Gran Canaria unüblich, regnete es seit unserer Raubaktion in Strömen. Vor dem Tor mussten wir stoppen, der Wachmensch kam heraus und fragte nach unseren Absichten und nach unseren Pässen. Ich jedenfalls hatte meinen nicht bei mir, sondern im Hotel. Sollte jetzt alles zu Ende sein?

„Und wo ist Ihre Legitimation?“, fragte er uns auf Spanisch.

Welche Legitimation? Der Regen und ein im gleichen Moment zufällig eingehendes Telefonat beim Flugplatzwächterhäuschen bei noch geöffnetem Schiebetor kamen uns zu Hilfe. Ich gab unserem jungen und unerfahrenen Krankenwagenfahrer von hinten aus dem Transportbereich einen Klaps auf die Schulter und forderte ihn heftig auf: „Vamos, amigo, vamos, vamos!“

Und die Weiterreise aufs Flugplatzgelände konnte starten, ohne dass auch nur ein Mensch weiter von uns Notiz genommen hätte, auch der Wächter nicht. Gott sei Dank waren wir in einem südlichen Land, wo man es offensichtlich mit solchen Bürokratismen nicht so ernst nahm. Unser Vorteil!

Niemals mehr später habe ich dem Anflug eines Flugzeuges so sehnlichst entgegen gefiebert wie an jenem Abend. Es landete ein Flugzeug nach dem anderen, aber alle waren ohne Rot-Kreuz-Zeichen auf dem Seitenleitwerk. Wie sollten sie auch? Es landeten etliche Maschinen der Swissair, die Touristen aus ganz Europa nach Gran Canaria karrten, aber alle trugen sie ein weißes Kreuz auf rotem Grund statt dem roten Kreuz auf weißem Grund.

Für einundzwanzig Uhr Sonntagabend war die Maschine gemäß den Infos des letzten Telefonates mit Stuttgart avisiert. Um halb zehn schwebte endlich der Learjet aus Stuttgart mit dem roten Kreuz auf der weißen Schwanzflosse mit halbstündiger Verspätung ein und rollte nach kurzer Zeit direkt vor uns aus.

Der Maschine entstieg eine nette, junge Ärztin und stellte sich als Anästhesistin im Flugdienst als Rettungsärztin vor.

Ohne große Umstände, während ich ihr die wichtigsten Einzelheiten der letzten Tage berichtete und ihr mein Privatrezept mit allen schriftlichen Befunden in die Hand drückte, übernahm sie endlich den Patienten, bugsierte ihn mit Hilfe des begleitenden Rettungsassistenten in die Maschine und leitete die Primärversorgung an Bord ein, während man bei mir den Stein, der mir vom Herzen fiel, fallen hören musste.

Ich würde mich nach meiner eigenen Rückkehr nach Deutschland am nächsten Tag telefonisch melden. So hatten wir, die Frau des Patienten und ich, uns vereinbart.

Am Abend des folgenden Montags, schon von zuhause aus, rief ich auf der neurochirurgischen Abteilung der Uniklinik Köln an, wo man mich direkt – geradezu unglaublich! – mit dem Patienten selbst verband. Man hatte noch in der Nacht nach seiner Ankunft in Köln eine einfache Entlastungstrepanation[1] durchgeführt, das Hämatom im Schädel konnte so abgelassen werden, und dem Patienten, der Stunden vorher mehr tot als lebendig war, ging es, bis auf eine leichte Restsprachstörung, gut. Er konnte wenige Tage später die Klinik in Köln guter Dinge verlassen.

Der Vollständigkeit halber sei noch erwähnt, dass mir diese Familie, deren Einsatz ohne entsprechende Rückholversicherung um die achtzig Tausend DM gekostet hätte, aus Dankbarkeit einen großen Weltatlas zum Geschenk machte und meine Arbeit vor Ort in Gran Canaria nicht vergessen hatte. Noch heute schmökere ich gern und mit Vergnügen in diesem tollen Atlas.

---

[1] Trepanation: Bohrloch im Schädel des Patienten zum Ablassen des Blutergusses im Gehirn.

„Unn där bleibd draa…!"

Zur Vorbereitung auf die eigene Praxisniederlassung muss man eine Praxisvertretung oder -assistenz übernehmen. Ein lieber Kollege und Freund aus dem Schwäbischen hatte mir angeboten, diese vier Wochen bei ihm zu absolvieren.

Seine eigene Praxis hatte er selber erst einen Monat zuvor in einem kleinen Ort in der Nähe der Geislinger Steige eröffnet und war, obwohl ansonsten ein hervorragender Arzt mit guter internistischer Ausbildung, in Managementdingen der Praxis noch nicht sehr erfahren und von seinem Charakterprofil her ein bisschen, man verzeihe es mir, alemannisch-langsam geprägt.

Wie langsam mein Martinle war, wird durch folgende Begebenheit deutlich. Er hatte in sein Dienstauto ein Funkgerät einbauen lassen und wollte es mit mir zusammen ausprobieren. Ich übernahm den Part der Heimstation und sollte ihn auf seiner Hausbesuchstour nach einigen Minuten probeweise anfunken. Es waren noch zwei oder drei Patienten im Wartezimmer an jenem Samstagmorgen im Notdienst. Nachdem ich sie behandelt hatte, dachte ich mir, nun könntest du ja mal dein Glück versuchen und ihn anfunken. Ich griff zum Mikrophon und meldete mich mit den vorher vereinbarten Codes, die an gemeinsame Zeiten in Afrika erinnern sollten: „Hier Daktari 1, hier Daktari 1. Daktari 2 bitte kommen, bitte kommen!" Keine Reaktion. Na ja, vielleicht gerade in einem Funkloch. Also auf zur weiteren Notfallsprechstunde, zu der die Patienten ja meist tropfenweise erscheinen. Nach vielleicht zehn Minuten Behandlungszeit weiterer Notfälle versuchte ich mein Glück noch einmal: „Daktari 1 ruft Daktari 2. Bitte kommen."

Wieder keinerlei Reaktion. Per Zufall schaute ich zum Fenster raus. Und was sah ich dort? Mein Martinle band sich gerade in aller Seelenruhe seine Winterschuhe und schickte sich an, in seinen Wagen einzusteigen. Ja so konnte ich Daktari 2 wirklich nicht erreichen.

Soweit zur Charakterisierung meines ansonsten liebenswerten Kollegen, bei dem ich, wie schon bemerkt, den Sprechstundendienst zeitweise alleine, zeitweise mit ihm zusammen versah.

Eines Abends, es war ein eisiger, kalter Februarabend, nachdem wir in aller Gemütsruhe nach anstrengender Sprechstundenzeit bis in die Puppen bereits das gemeinsame Abendessen in seiner Wohnung eingenommen hatten und ich mich schon auf einen gemütlichen Feierabend freute, verkündete er unvermittelt und leicht stotternd: „Mir müsstet jetzt noch e Hausbesuch in G. machet. Do het mich heut morge um achte der Mann schon a´grufe, de Zucker bei seiner Frou wär net in Ordnung. Sie würd auch breche."

„Wie bitte, Martin, hör ich recht? Um acht Uhr heut morgen? Und jetzt rückst Du damit heraus?"

„Jo, i het´s vergesse", so seine lapidare Erklärung.

Irgendwie verwunderte es mich nicht. So war er halt.

Mein Blick zur Uhr zeigte kurz nach zweiundzwanzig Uhr. Ich spürte im warmen Wohnzimmer förmlich die klirrende Kälte, die uns draußen erwarten würde. Es nützte alles nichts. Warme Winterkleidung an, in die Stiefel geschlüpft, es musste sein.

Auf den Straßen war nichts mehr los, trotz des Schnees waren wir in einer halben Stunde am Haus der armen Frau.

Mein Martin, wie immer bei all seinen Hausbesuchen mit drei Arzttaschen für alle Fälle bepackt, eine in jeder Hand und eine dritte Hängetasche über die Schulter gehängt wie ein Hausierer für Seifenartikel, übernahm das Klingeln an der Haustür, nachdem er seine Linke frei gemacht und eine der beiden Taschen kurzfristig auf der Haustürschwelle geparkt hatte.

Zunächst tat sich erst einmal nichts. „Die sind sicher schon im Bett?!"

Irgendwann ging ein Fensterladen, dann eine Fensterhälfte im zweiten Stock genau über der Haustür auf, ein älterer Mann erschien im Schlafanzug und schrie uns in barschem Ton seine Frage entgegen: „ Wer isch´n do?"

„Es wär der Dokter", kam es kleinlaut von unten.

Der ältere Mann, der Ehemann der Patientin, wie sich später herausstellte, schien nicht gerade erfreut über den späten Besuch. Er knurrte irgendetwas in seinen Bart, er käme gleich runter zur Türe und würde uns öffnen.

Im Schlafanzug öffnete er uns die Tür; sichtlich wütend stieg er wortlos und keuchend vor uns die Treppe hinauf, führte uns ins Wohnzimmer, von dem mein ansonsten langsamer Kollege erstaunlich schnell Besitz ergriff, den Inhalt seiner drei Taschen leerte und mehr oder weniger gleichmäßig im Zimmer verteilte. Er bereitete ganz flugs eine Infusion vor und schickte sich gerade an, sich ins benachbarte Schlafzimmer auf die Patientin zu stürzen.

Ich musste seinen Eifer, mit dem er offensichtlich alles wieder reinholen wollte, bremsen: „Sollten wir nicht zuerst mal den Blutzucker kontrollieren?"

Wortlos nickte er und war mit meinem Vorschlag einverstanden. Diesen Part übernahm ich; ich stellte einen Blutzuckerwert von in der Tat fast fünfhundert mg %, einen ziemlich erhöhten Wert, fest.

Ich war gerade fertig mit der Messung, als Martin auch schon hinter mir stand und sich mit seiner fertigen Infusionsflasche an der ziemlich fettleibigen Patientin mit äußerst dicken Armen zu schaffen machte und einen venösen Zugang zu legen versuchte.

Daneben.

„Dann neemet mir gschwind die andere Seit“, variierte er seinen Plan und stürzte zur anderen Seite des Ehebettes.

Um überhaupt an den Arm der Patientin heran zu kommen, legte er sich bäuchlings quer über das leere Bett des Ehemannes, der ziemlich kritisch aus der Zimmerecke unserem Treiben zusah. Dieses Bild des auf dem Bauch liegenden und eine Vene suchenden Arztes hätte bestens in jede Comedyserie gepasst.

Versuch Nummer zwei scheiterte ebenfalls kläglich, bedingt durch die Hektik meines Kollegen, die ungewöhnliche Position bei seiner Arbeit und die dicken Arme der Patientin.

„Jetzt bischt du mol dra. Nimm noch amol die erschte Seit“, forderte er mich auf.

Ich hatte nicht die Hoffnung, diesen weiteren Versuch erfolgreich abzuschließen, aber die Vene tat mir den Gefallen und ließ sich tatsächlich und glücklicherweise finden und punktieren.

Mein Martinle hatte mittlerweile seine ungewöhnliche Position aufgegeben, stand mit seinem fragilen Gebilde von Flasche und Infusionsschlauch hinter mir und suchte verzweifelt nach einer Möglichkeit, die Infusionsflasche irgendwo aufzuhängen, als seine umher schweifenden Augen das Kruzifix über dem Bett entdeckten.

Hastig griff er mit seiner freien Hand nach dem Kreuz und wollte es gerade abhängen, um den Nagel in der Wand als Infusionsständer zu missbrauchen, als aus der Zimmerecke der spontane und keinen Widerspruch duldende Protest des Ehemannes ertönte: „Und där bleibd dra!“

Kollege Martin erschrak heftig ob dieser deutlichen Intervention, zog irgendwie aus Versehen am Infusionsschlauch, die Nadel im Arm steckte urplötzlich quer im Arm, und somit war auch der dritte Versuch kläglich gescheitert. Die Flasche am Kruzifixnagel aufzuhängen wagte er nach dieser heftigen Gegenwehr nicht mehr.

„I glaub, i gäb ihne jetzt e Zäpfle.“ Sprach´s, griff in eine seiner drei Hausbesuchstaschen und drückte dem überraschten Ehemann ein Zäpfchen gegen Erbrechen für seine Frau in die Hand.

Wortlos packte der Stratege den Inhalt seiner Taschen zusammen, und wir verabschiedeten uns von der Patientin und ihrem Mann für dieses Mal. Am nächsten Morgen veranlasste er auf mein Drängen schon in aller Frühe telefonisch die Krankenhauseinweisung, was er eigentlich schon viel eher hätte tun sollen.

Kommentar, als wir wieder im Auto die Heimfahrt antraten: „Des wär so wie so net gange, mir hättet jo sonscht stundelang bei derer Frau sitze müsse, bis d´Flasche leer g´wäse wär.“

Der besondere Unfall

Manchmal leitet einen der berühmte sechste Sinn.

Als im Hochsommer während meiner Landarztvertretungszeit das Telefon unvermittelt in der eigentlich dienstfreien Nachmittagszeit schrillte, glaubte ich schon an der Art des Klingelns zu hören, dass es dieses Mal nicht um irgendeine Banalität, sondern um etwas Schlimmes ging.

„Können Sie bitte mal in den Nachbarort F., kommen? Wir haben hier einen Landwirtschaftsunfall.“ Die Stimme klang relativ unaufgeregt.

Dahinter konnte sich alles verbergen, vom Kratzer an der Hand bis….

Näheres war dem Anrufer nicht zu entlocken. Meine Frau döste neben mir und fragte sofort, plötzlich hellwach: „Irgendwas Besonderes?“

„Weiß nicht genau, aber irgendwie vermute ich etwas Größeres. Ich habe so ein komisches Gefühl. - Du würdest mir einen Gefallen tun, wenn Du sicherheitshalber mitkommen würdest.“

Meine Frau, gelernte Kinderkrankenschwester, erfüllte in jenen Wochen der Vertretung normalerweise nur die Funktion der Haushaltsführung. Meiner Bitte mitzukommen widersetzte sie sich jedoch nicht. Und so düsten wir direkt und auf schnellstem Wege los.

Beim Erreichen des großen Bauernhofes in dem kleinen Ort ein paar Kilometer vom Praxisort entfernt fanden wir eine kleine Menschenansammlung vor, die um einen Traktor mit Heuladewagen versammelt war.

„Kommen Sie am besten gleich hierher!“, leitete uns jemand direkt zum Zentrum des Geschehens.

Ein junger Mann saß leichenblass auf dem Heulader, beide Beine waren nur bis zu den Unterschenkeln sichtbar, Sprunggelenke und Füße steckten zwischen Wagen und Rolle des Heuladewagens eingeklemmt, die großen Zähne der Laderolle hatten, wie es aussah, beide Füße durchbohrt.

Ein solcher Fall war mir in meiner Praxis noch nicht vorgekommen. Ich überlegte einen Augenblick, was zuerst und überhaupt zu tun sei und entschloss mich dann zunächst zur Schockbehandlung des jungen Mannes. Meine Frau übernahm diesen Teil, indem sie mit einer Infusionsflasche, -besteck und -nadel in der Hand, zu dem jungen Mann auf den Wagen hochkletterte und eine Infusion anlegte. Sie blieb bei ihm sitzen und beruhigte ihn mit Worten.

Ich war froh, dass ich meine Frau mitgenommen hatte, hatte mich doch meine Vorahnung nicht getäuscht.

Ich schnappte mir aus meiner Notfalltasche einen Tourniquet[1] und legte ihn an dem einen Bein des Unfallopfers an.

Betroffen waren jedoch beide Beine. Doch welcher Arzt hat schon zwei Tourniquets in seiner Notfalltasche? Ich musste mir irgendwie anders helfen.

Deshalb fragte ich in die Runde der Umstehenden: „Kann mir jemand schnell einen Strick besorgen, einen Kälberstrick zum Beispiel?“

Einer, offensichtlich der Vater des Verletzten, guckte überrascht aus der Wäsche, lief dann in eines der Hofgebäude und kam mit einem Kälberstrick zurück.

---

[1] Tourniquet: Schlauch zum Abbinden von Extremitäten zur Unterbrechung der Blutversorgung.

Ich legte ihn vorsichtig und vorsorglich an dem anderen Bein des Unfallopfers an, denn mit einer stärkeren Blutung war im weiteren Verlauf zu rechnen.

Damit war schon mal die Basisversorgung gesichert, Kreislauf und vorsorgliche Blutstillung.

Aber jetzt galt es, die durchspießten und eingeklemmten Beine frei zu bekommen. Mir fiel nur eine Lösung ein: vielleicht mit einem Trennschleifer müssten Ladewelle und die Metalldorne zu durchtrennen und damit die beiden Füße frei zu bekommen sein.

„Kann mir jemand schnell einen Trennschleifer besorgen? So etwas habt ihr doch bestimmt hier?“

Und wieder brachte der Vater ein solches Gerät aus dem Hofgebäude.

Und dann begann meine chirurgische Arbeit, die mehr die eines Metallhandwerkers war, vor den Augen der Umstehenden. Ich kam mir vor wie ein Bühnendarsteller vor großem Publikum.

„Bitte schon mal über die Notfallnummer dringend einen Krankenwagen bestellen“, rief ich einfach so während meiner Arbeit in die Runde der Umstehenden.

Eine der Frauen rannte los und telefonierte.

Das Hantieren mit dem Trennschleifer beanspruchte meine ganze Kraft und Aufmerksamkeit.

Zwischendurch immer wieder die Frage: „Haben Sie Schmerzen?“ Ein leicht schmerzverzerrtes Kopfschütteln des Patienten war die vielsagende Antwort. Also injizierte meine Frau ein starkes Analgetikum, das ich ihr zwischendurch hochreichte.

Es gelang mir, Ladewelle und die beiden Metalldorne zu durchtrennen, als beide Füße trotz Abbindens anfingen zu bluten, erst nur tropfenweise, dann jedoch stärker.

Mit vereinten Kräften hoben wir den Patienten vom Wagen, betteten ihn am Boden in Schocklage und legten an beiden Füßen Druckverbände an. An beiden Füße schienen mehrere, teils offene, teils geschlossene, Trümmerfrakturen vorzuliegen.

Im gleichen Augenblick kam der Krankenwagen mit Blaulicht und Martinshorn um die Ecke gebogen, zwar kein RTW oder NAW, sondern ein normal ausgerüsteter KTW[1], wie es damals Ende der Siebziger Jahre noch üblich war.

Die beiden Sanitäter verfrachteten den jungen Patienten, der, wie erst jetzt von seinem Vater zu erfahren war, unter Dauermedikation wegen einer Depression stand und deshalb wohl in seiner Reaktion stark eingeschränkt war, was den Unfall zumindest mit verursacht hatte, in den Wagen. Darüber hinaus berichtete der Vater, dass er selbst Mitverursacher des Unfalls gewesen sei. Er habe nämlich die Ladewelle vom Traktor aus in Bewegung gesetzt und dabei nicht genügend auf seinen Sohn auf dem Wagen dahinter geachtet. Der Schock war ihm deutlich anzusehen.

Wieder zuhause in der Praxis, ging mir dieser Fall natürlich ständig durch den Kopf. Am Abend hielt ich es nicht mehr aus und rief im nahen Kreiskrankenhaus an, ließ mich mit dem Kollegen im Bereitschaftsdienst verbinden und erkundigte mich nach dem Zustand des jungen Mannes.

Ich hatte den diensthabenden Kollegen der Chirurgie, offensichtlich ein junger Assistenzarzt, an der Strippe.

„Dem jungen Mann geht es den Umständen entsprechend gut, er ist stabil; er hat beide Beine in Gips. Auf einen solchen Fall hat unser Chef schon lange gewartet, um sein Können unter Beweis zu stellen.“

---

[1] RTW: Rettungswagen. NAW: Mit Notarzt besetzter Rettungswagen. KTW: einfacher Krankentransportwagen.

Ich spürte die Zornesröte in mir aufsteigen. „Was sagen Sie da? In Gips? Das sind doch komplizierte und zum Teil offene Frakturen. Dieser Fall gehört doch unbedingt in eine Spezialbehandlung."

Ich schluckte ein paar Mal und fuhr fort: „Wenn der Mann bis morgen Mittag nicht in W. in der Uniklinik landet, können Sie, Ihr Chef und das ganze Krankenhaus etwas erleben", und hängte ein.

Zu meiner Frau, die mitgehört hatte, schrie ich nur: „Stell Dir mal vor, beide Beine eingegipst!"

Wie angekündigt, erkundigte ich mich telefonisch am Mittag des nächsten Tages. Der Patient war wirklich und Gott sei Dank in der nahen Uniklinik gelandet.

Ziemlich genau ein Jahr später vertrat ich denselben Kollegen wieder für zwei oder drei Wochen in seiner Landarztpraxis. Herein humpelte ein wenig beschwerlich und auf zwei Gehhilfen ein junger Mann ins Sprechzimmer, stellte sich vor meinen Schreibtisch und fragte mich: „Kennen Sie mich noch?"

Ich betrachtete mir den jungen Mann von Kopf bis Fuß. An den Fall von vor einem Jahr dachte ich in diesem Augenblick echt nicht.

„Ich bin der Heuladewagen von vor einem Jahr", sagte er voller Stolz. „Ich wollte mich Ihnen nur einfach mal vorstellen und mich ganz herzlich bedanken."

Und ein Jahr später geschah das Gleiche noch einmal. Wieder kam er zur regulären Sprechstunde, dieses Mal ganz ohne Gehstützen. Alles war bestens verheilt, und er war wieder voll einsatzfähig in seinem Beruf. Dieses Mal erkannte ich ihn sofort. Er bedankte sich überschwänglich aufs Neue.

Nachdem nun letztendlich alles zufriedenstellend verlaufen war, wünschte ich ihm alles Gute für seinen weiteren Lebensweg.

Ende gut, alles gut!

„Der Mann in meinem Haus ist mir nicht bekannt."

Der Anruf mit der Bitte, doch gleich mal vorbei zu schauen, erreichte mich an einem heißen Hochsommernachmittag.

„Bei uns ist es jemandem nicht gut. Das müssten Sie sich mal ansehen."

Am Telefon stellte ich keine weiteren Fragen, sondern machte mich sofort auf den Weg. Mein erster Gedanke: Kreislauf. Das Wetter hätte zu dieser Verdachtsdiagnose gepasst.

In wenigen Minuten war ich an der angegebenen Adresse, einem alten Bauernhaus am Dorfrand, angelangt. Die Haustüre stand offen, dahinter schloss sich ein schmaler, dunkler Flur an. Ganz am Ende des Flures saß ein abgemagertes Männchen auf einem alten Stuhl mit einem Seil um Brust und Bauch festgebunden.

„Hallo, Hallo", rief ich. „Jemand da?", und marschierte rasch auf den Mann am Ende des Flures zu.

Aus einer Seitentür trat ein jüngerer Mann heraus und zeigte mit seiner Rechten auf das Männchen. „Um den hier geht es."

Mittlerweile war ich bei dem unbekannten Mann angelangt und sprach ihn an: „Hallo, können Sie mich verstehen?"

Jetzt erst fiel es mir in dem relativ dunklen Hausflur auf: Der Mann ist gar nicht mehr am Leben. Instinktiv tastete ich nach seinem Halspuls. Nichts. Die Haut fühlte sich kalt an.

„Der Mann ist nicht krank, der ist leider tot."

Keine Reaktion des anderen Mannes.

„Ich weiß auch nicht…Plötzlich…", begleitet von Achselzucken.

„Aber wer ist denn der Herr überhaupt?“

„Das weiß ich auch nicht“, kam die überraschende Antwort.

„Sie wissen gar nicht, wer das ist? Ja, wie kommt der denn in Ihr Haus?“ Dass ich den Hausbesitzer vor mir hatte, erahnte ich.

„Wir bauen, wie Sie ja sehen können, das alte Bauernhaus, das wir vor ein paar Monaten erworben haben, gerade um. Und plötzlich war der Mann da.“

„Und wieso ist der Mann fest gebunden?“

„Das war ich, weil er mir immer wieder vom Stuhl fiel.“

Ich habe den Hausbesitzer wohl selten dämlich angeglotzt – Vielleicht finden sich ja irgendwelche Papiere, Ausweis etc. bei ihm; ich durchsuchte seine Taschen und entdeckte dabei wenigstens einen alten, vergilbten Ausweis. Eine Reanimation schien mir wenig sinnvoll und erfolgversprechend.

Natürlich dachte ich an einen kriminellen Hintergrund bei solch dubiosem Verhalten.

„Dann muss ich jetzt die Polizei einschalten, damit denen vielleicht die weitere Identifizierung des Toten bzw. die weitere Abklärung gelingt. Wo finde ich das Telefon?“

Der Mann führte mich in einen, im Umbau begriffenen, wohnzimmerähnlichen Raum, ich informierte die nächste Polizeidienststelle, die über den Ausweis herausbekam, dass es sich um einen siebzigjährigen Mann aus Frankfurt handelte, der ursprünglich aus der Sowjetunion stammte und wegen einer bekannten, offenen Tuberkulose mit aller Vorsicht anzufassen sei. Gott sei Dank hatte ich auf die ohnehin nicht mehr in Frage kommende Reanimation verzichtet.

Die Leiche, von der ich bis heute nicht weiß, wie sie überhaupt in dieses kleine Nest gekommen war, mit wem der Mann in Verbindung gestanden hatte und warum, wurde erstaunlicherweise ohne Obduktion freigegeben zur Bestattung, nachdem die Polizei sich vor Ort ein Bild gemacht und weitere Details abgeklärt hatte.

Die Leiche wurde in die örtliche Leichenhalle gebracht, wo ich sie nach zwei Stunden vor dem eigentlichen Einsargen noch mal genauestens untersuchen wollte, auch um irgendwelche strafrechtlich relevanten Ursachen auszuschließen. Es fand sich jedoch kein verdächtiger Befund, der Mann war wohl plötzlich, wie es aussah, an den Folgen seiner Tuberkulose verstorben.

Das Einsargen besorgte der Schreiner unseres Ortes mit seinem siebzehnjährigen Lehrjungen, der ebenfalls Patient bei mir war. Nach meiner Leichenuntersuchung kamen wir, Bestatter und ich, kurz ins Gespräch; er wollte wissen, an was der Mann denn gestorben sei. Der Auszubildende stand dabei und bekam alles mit.

„Ehrlich gesagt weiß ich das auch nicht so genau. Die Polizei legt jedenfalls trotz der für mich unklaren Umstände keinen Wert auf eine Obduktion. Aber eines sollten Sie aus Vorsichtsgründen noch wissen: Der Mann litt zu Lebzeiten bekanntermaßen an offener Tuberkulose."

In diesem Moment krachte es laut neben mir. Der Lehrjunge war wie ein nasser Sack umgefallen und dabei mit seinem Kopf ziemlich hart auf dem Steinboden aufgeschlagen. Die Ursache war nach meinem Dafürhalten eindeutig als psycho-vegetative Reaktion auf die Worte „offene Tuberkulose" zu werten, was der Arztbrief später auch bestätigte. Ihn hatte eine derartige Panik erfasst und aufgewühlt, dass er umfiel, danach zuerst von mir und dann stationär behandelt werden musste.

Zwischenfall zwischen New York und Reykjavik

Wir waren nach unserem Praxisausflug anlässlich des zehnjährigen Bestehens unserer Gemeinschaftspraxis auf dem Heimflug von New York in fünfunddreißigtausend Fuß Höhe, mitten in der Nacht. Alle Passagiere waren am Dösen, auch ich. Die lange Strecke New York – Luxemburg sollte durch eine Zwischenlandung in Reykjavik unterbrochen werden. Alles lief planmäßig, als ich plötzlich eine Lautsprecherstimme vernahm, die mich mit klaren Worten aufforderte: „Herr Woll, bitte melden Sie sich bei der nächsten Flugbegleiterin!"

Aufgeschreckt von solch einem klaren Kommando, nahm das Dösen ein abruptes Ende. Ich stand sofort auf und ging auf die nächste Stewardess zu, um mich zu melden: „Mein Name ist Woll. Sie haben mich eben aufgerufen. Hier bin ich. Um was geht es?"

„Wir haben keineswegs nach Ihnen, Herr Woll, gesucht. Wir haben allgemein gefragt, ob ein Arzt an Bord sei. Woher sollte ich auch Ihren Namen kennen?"

Ich war mal wieder ein Opfer meiner tagtäglichen nächtlichen Bereitschaftsdienste geworden. Allzeit bereit! Auch ohne dass mein Name genannt wurde, stand ich anscheinend Gewehr bei Fuß - Gewohnheitssache. So war es auch zuhause immer: Anruf – und sofort parat und hellwach. Aber das hier grenzte ja schon an Halluzination.

„Um was geht es denn überhaupt?", erkundigte ich mich noch einmal bei der Stewardess.

„Wir haben einen Notfall ab Bord und suchen einen Arzt. Kommen Sie am besten gleich mit nach hinten, wenn Sie Arzt sind."

Sie marschierte zügig voran, also nach hinten zur letzten Sitzplatzreihe. Ich folgte ihr auf dem Fuße, wobei ich meinen Kollegen und Freund, der ein paar Reihen hinter mir seinen Platz eingenommen hatte und ebenfalls vor sich hin döste, am Ärmel zupfte und mit zum Ort des Geschehens bat.

Auf unserem Weg nach hinten ganz am Ende der Maschine befürchteten wir schon das Schlimmste und malten uns aus, was uns erwarten würde, mitten in der Nacht über dem Ozean zwischen zwei Kontinenten, mit wahrscheinlich sehr eingeschränkten, technischen Hilfsmitteln, fehlender Assistenz und limitiertem Raumangebot.

„Dieser Herr hier hat Probleme mit dem Kreislauf oder auch Schlimmeres."

Wir beugten uns über den Herrn, der zusammengesunken auf dem Mittelsitz der letzten Reihe hing, bleich und unruhig, eine Hand an seinem Herzen. Er konnte uns nur unvollständig beschreiben, was ihm fehlte. Primär dachten wir an einen Herzinfarkt.

Seine Frau, wie sich herausstellte, hatte sich von ihrem Sitz daneben erhoben und gab uns während der groben Untersuchung von Puls, Blutdruck und Herzauskultation – die nötigen Instrumente wie Blutdruckmessgerät und Stethoskop waren von einer der Stewardessen schon bereitgelegt – bereitwillig Auskunft. Sie sprach ein sehr gutes Englisch und blieb bei der ganzen Aktion erstaunlich ruhig und gelassen.

Ihr Mann war fünfundfünfzig Jahre alt, ließ sie uns wissen, hatte in New York zusammen mit seiner Frau den Flieger bestiegen wie wir selbst auch, ohne gesundheitliche Probleme, Beide waren der Herkunft nach Schweden und wollten von Reykjavik den Anschlussflug nach Stockholm nehmen. Ernstliche Vorerkrankungen wurden verneint.

Etwas Ähnliches habe sich schon einmal ereignet vor einigen Monaten an Bord einer anderen Maschine. Eine genaue internistische Nachuntersuchung habe keinerlei Auffälligkeiten ergeben.

Da wir ohne EKG-Gerät nichts Außergewöhnliches diagnostizieren konnten, außer einem vielleicht etwas labilen Blutdruck, versorgten wir ihn mit einer Kochsalzinfusion und Sauerstoff über eine Sauerstoffmaske und versprachen, ihn weiterhin unter Beobachtung zu halten. Eine Minimaltherapie an Bord also, die uns beiden Allgemeinmediziner auch nicht so richtig befriedigte. Aber was sollten wir anderes tun unter diesen eingeschränkten Umständen?

Eine weitere Stewardess kam zu uns und ließ im Auftrag des Kapitäns fragen, um was es sich bei dem Patienten handele, ob er einen Ausweichflughafen anfliegen müsse, oder ob er wenigstens schon einmal einen Notarztwagen in Reykjavik anfordern solle.

„Der Kapitän soll uns bitte noch ein paar Minuten Gelegenheit zur Beobachtung des Herrn aus Schweden geben, In etwa zehn Minuten wissen wir mehr“, antworteten wir ihr.

Dem Herrn ging es in der Tat im weiteren Verlauf sichtlich mit jeder Minute besser. Und so ließen wir dem Captain nach einer Viertelstunde ausrichten, dass sich der Zustand gebessert habe und es im Moment wohl keiner weiteren Intervention bedürfe. Bis zur regulären Zwischenlandung in Reykjavik hatte sich unser Notfallpatient wirklich wieder gänzlich erholt.

Nach der Landung gingen wir beide, wie alle anderen Passagiere auch, zusammen mit unseren Arzthelferinnen zum Flughafengebäude, als unser Schwede putzmunter, seine Handgepäckstasche schwingend, seine Frau im Arm, an uns vorbeischritt und sich einen Kaffee an der Bar bestellte. Wir taten das Gleiche. Seine Frau beugte sich zu uns herüber:

„Es war wohl nur der Kreislauf. Gott sei Dank. Wahrscheinlich ein bisschen viel Alkohol getrunken“, war ihre Erklärung des zurückliegenden Zwischenfalls an Bord, womit sie offensichtlich Recht hatte.

Keine Bemerkung wie etwa: „Darf ich Sie zu einem Kaffee einladen?“ Ja nicht einmal ein banales Dankeschön.

Was waren wir froh, dass wir dem Kapitän nicht zur Flugunterbrechung geraten hatten. Das hätte uns echt geärgert.

Nach Wochen kam ein Präsent in Form von zwei Flaschen guten Sekts mit entsprechendem Anschreiben, in dem man sich für unseren Einsatz bedankte - von der Fluglinie Iceland-Air, leider nicht von dem Schweden.

Weißer Sonntag

Die vielen Tausenden von Patienten, die sich im Laufe von fast dreißig Jahren mit ihren Beschwerden und Diagnosen angesammelt haben, ähneln sich in der Mehrheit natürlich und bleiben einem deshalb nicht als Einzelfall im Gedächtnis haften. Es muss schon etwas Besonderes hinzutreten, was erinnerungswürdig erscheint.

So denke ich an einen Weißen Sonntag in einem der ersten Jahre der Niederlassung, der wie so oft ein Notdienstsonntag war. Der Morgen war relativ ruhig verlaufen, die Leute benötigten keinen Arzt, man hatte ja genug zu tun mit den Feierlichkeiten dieses Festes.

Und genau um die Mittagszeit kam der Anruf.

„Können Sie bitte mal schnell kommen? Wir haben hier einen Notfall. Ich glaube, unsere Oma stirbt“, klang es sehr aufgeregt am Telefon.

Bei solchen Dingen stellt man am Telefon keine Rückfragen. Ich sprang ins Auto und fuhr los. Gott sei Dank kennt man sich im überschaubaren Areal eines kleinen Ortes aus und muss nicht erst nach einer Adresse suchen.

Mit der Arzttasche in der Hand raste ich die wenigen Stufen der Außentreppe hinauf, schnurstracks dem Geräuschpegel nach ins Wohnzimmer der Familie, wo am Ende der festlich gedeckten Tafel die in sich zusammen gesunkene Oma der Familie auf ihrem Stuhl hing, blau angelaufen im Gesicht und nach Luft ringend. Mehrere Gäste sprachen auf die bewusstlose Frau ein, hatten ihr Gesicht schon mit kaltem Wasser benetzt und ihre Bluse geöffnet, damit sie so besser Luft bekommen sollte.

Aller Augen waren jetzt auf mich gerichtet als Retter in der Not. Denn wer hat schon gern einen Todesfall im Haus an so einem Tag der Freude?

Einer der Gäste erklärte mir: „Es ist während des Essens passiert, urplötzlich fing sie an zu husten und zu würgen, lief blau an und war nicht mehr ansprechbar.“

Was mir sofort einfiel: Die Frau war geplagt von schwerem Morbus Parkinson[1] und stand deshalb auch unter etlichen Medikamenten.

Systematisch fing ich im Halsbereich an zu untersuchen. Das Übel war schnell entdeckt, sie hatte während des Mittagessens versucht, einen zu großen Bissen herunter zu schlucken und sich dabei verschluckt, durchaus typisch bei manchen Formen des Morbus Parkinson.

Ich öffnete mit beiden Händen ihren Mund und zog ihre Kiefer auseinander. Das corpus delicti war entdeckt; sie hatte auf Grund ihrer Grunderkrankung ein Stück Fleisch verschluckt, das dann die Luftwege im hinteren Rachenbereich fast völlig verlegte. Gott sei Dank war der Bissen noch nicht tiefer in die Luftröhre gerutscht. Beherzt griff ich in ihren Mund und zog das Fleischstück mit meinen Fingern einfach heraus.

Problem behoben. Die gute Frau fing wieder an zu atmen, gewann wieder an Farbe im Gesicht und erholte sich komplett innerhalb weniger Minuten.

„Was ist denn hier los? Was machen Sie denn hier?“, ihre erstaunte Frage, als sie wieder voll bei Bewusstein war.

Diese Frage bestätigte, dass es ihr wieder gut ging. Ich wünschte der versammelten Festgesellschaft noch weitere frohe Stunden und verschwand wieder.

---

[1] Morbus Parkinson: Schüttellähmung, neurologische Erkrankung.

Die treuen Hunde

Tragischer verlief ein anderer Notdienstsonntag, als aus dem Nachbarort, für den ich den Dienst mit zu versorgen hatte, der Anruf kam, ich solle doch mal schnell kommen, da läge ein Mann bewusstlos am Boden.

Ort des Geschehens war ein Weg am Ortsrand, der unmittelbar in den nahen Wald führte. Obwohl ich schneller als erlaubt in den Nachbarort unterwegs war, musste ich zwei Mal nachfragen, um genau die Unglücksstelle zu finden und verlor somit wieder die herausgeholte Zeit.

Damit nicht genug. Als ich endlich an der Unglückstelle ankam, lag ein älterer Mann in Jägeruniform mit seinem Gewehr auf der Straße, bewacht von seinen beiden ihn begleitenden Jagdhunden.

Schon als ich aus meinem Auto ausstieg, fletschten beide die Zähne in furchterregender Manier, knurrten und bellten. Ich habe grundsätzlich keine Angst vor Hunden und versuchte deshalb die beiden Deutsch Drahthaar zu beruhigen. Doch mit jedem Schritt, den ich näher an sie heran kam, machten die beiden deutlich: „Uns ist es ernst. Noch einen Schritt und wir beißen los."

Eine Frau aus der Nachbarschaft kam hinzu und stellte mit Erschrecken fest: „Mein Gott! Das ist ja der Graf P."

Der Graf bewohnte in dem Ort sein Schloss, hatte viele Ländereien und Waldbesitz und ging mit seinen über siebzig Jahren noch regelmäßig zur Jagd.

Was sollte ich tun? Da war guter Rat teuer.

„Können Sie bitte mal beim Grafen zuhause anrufen. Vielleicht kann einer kommen und die Hunde wegnehmen", bat ich die Frau aus der Nachbarschaft.

Sie lief ins Haus und kam nach ein paar Minuten zurück. „Der Sohn des Grafen ist zuhause und kommt gleich."

Es dauerte nicht lange und der Sohn kam zum Unglücksort geeilt. Er nahm die Hunde zur Seite, so dass ich überhaupt an den Patienten herantreten konnte.

Leider verstarb der Graf in diesem Moment. Alle Wiederbelebungsversuche blieben erfolglos. Ob die treuen Hunde „schuld" waren, wer weiß?

Einsatz in schusssicherer Weste

Rudi hieß er. Er war um die Dreißig, unverheiratet, groß und kräftig gebaut und litt seit Jahren an einer Psychose aus dem schizophrenen Formenkreis. In Behandlung bei mir war er seit etlicher Zeit auf Bitten des Heimatpfarrers, der sich regelmäßig um ihn und seine verwitwete Mutter, bei der er seit Jahren im etwas entfernten Nachbarort wohnte, kümmerte. Der Pfarrer und ich waren beide ratlos. Wir hatten uns öfters ausgetauscht, wie man Rudi noch helfen könne. Alle Versuche waren letztlich gescheitert, weil er sich jeder fachärztlichen Therapie entzog.

Es war wieder mal ein Notdienstsonntag, als schon um acht Uhr früh das Telefon schrillte:

„Hier Polizei in S.. Sie sind doch der behandelnde Arzt von Rudi L.. Können Sie bitte mal gleich zu seiner Wohnung kommen? Der Mann ist gewalttätig geworden. Wir bräuchten ihre Hilfe."

Also nichts wie hin. Vor der Tür stand das geparkte Polizeiauto, davor zwei junge Polizeibeamte, sie hatten schon auf mich gewartet.

Aus dem Haus trat in voller Aufregung die Mutter von Rudi. „Ich bin total fertig. Schon gestern Abend hatten wir einen heftigen Streit. Rudi hat mich geschlagen, die Lampe von der Decke gerissen und damit nach mir geworfen." Dabei zeigte sie mir zwei Blutergüsse an ihrem Arm. „Gott sei Dank ist mir nichts Ernstes passiert."

„Wo ist Rudi jetzt?", wollte ich von der erregten Mutter wissen.

„Er spricht nicht mehr mit mir und hat sich im Zimmer meines verstorbenen Mannes eingesperrt. Oben im ersten

Stock. Dummerweise befinden sich in dem Zimmer die ganzen Waffen meines Mannes. Sein Hobby war nämlich die Jägerei. – Er wird sich doch nichts antun."

Sofort liefen die beiden Polizisten ins Haus und stürmten die Treppe hinauf. Die Mutter und ich folgten. Die Mutter zeigte auf die Tür des Zimmers. „Hier ist er seit Stunden drin."

Abwechselnd versuchten die Polizisten, die Mutter und ich, Rudi zu bewegen, doch heraus zu kommen. Keine Chance.

„Ich glaube, wir müssen das Zimmer mit Gewalt aufbrechen", sagte einer der Polizisten und schaute ratlos in die Runde.

„OK", antwortete der andere, „aber nur mit schusssicherer Weste, wegen der Waffen im Zimmer. Wer weiß. Die Westen haben wir ja dabei."

„Gut. Aber ich halte mich im Hintergrund. Das kannst Du machen", und dabei zeigte der zweite Polizeibeamte auf seinen Kollegen, der die Idee, mit Gewalt einzudringen, geäußert hatte. „Ich habe schließlich Frau und Kind."

Der eine ging zurück zu ihrem Auto und kam mit drei Westen zurück. „Wir haben auch eine für Sie, Doc."

„Das ist aber nett. Ich habe nämlich auch eine Frau und zwei Kinder." Zum ersten und übrigens auch zum letzten Mal in meinem Berufsleben streifte ich mir ein solches Exemplar einer Sicherheitsweste der Polizei über.

Wir versuchten es noch ein letztes Mal, Rudi zum Rauskommen zu bewegen. Nichts tat sich.

Mit vereinten Kräften stemmten sich die Polizisten gegen die Zimmertür, einer hielt dabei so etwas wie eine Maschinenpistole im Anschlag. Die Tür gab nach und glitt aus ihrer Verankerung.

Und welcher Anblick bot sich unseren erstaunten Augen?

Rudi lag seelenruhig, nur mit Unterhose bekleidet, auf dem Sofa, hatte zwei Kopfhörer auf seinen Ohren und hörte Musik aus der Stereoanlage. Betont bedächtig streifte er sein Headset vom Kopf und empfing uns mit den Worten: „Was wollt ihr denn hier? Darf man nicht in Ruhe Musik hören?“

Der Rest war Routine. Während die beiden Polizisten Rudi festhielten, verständigte ich die nächste psychiatrische Klinik, die einen Notarztwagen schickte und Rudi unter Polizeischutz abtransportierte.

Wie es gesetzmäßig vorgeschrieben ist, wurde Rudi innerhalb von vierundzwanzig Stunden einem Richter vorgeführt, von dem ich mir erhoffte, dass durch ihn die unbedingt erforderliche psychiatrische Behandlung endlich in die Wege geleitet würde.

Aber weit gefehlt! Der Richter befand Rudi für völlig normal und gesund, hob die Zwangseinweisung auf und veranlasste stattdessen die sofortige Entlassung aus dem Krankenhaus und seitdem war Rudi wieder zuhause.

Über sein weiteres Schicksal ist mir leider nichts bekannt.

Als Zeuge vor Gericht

Der übliche Arbeitsplatz eines Allgemeinarztes sind normalerweise die Praxisräume und die Wohnung der Hausbesuchspatienten.

Umso erstaunter war ich, als ich den grauen Briefumschlag des Amtsgerichtes aufriss, in dem sich die freundliche Einladung zu einem Gerichtstermin befand, und in dem ich als sogenannter „sachverständiger Zeuge" geladen wurde.

Es ging um eine junge Dame von etwa siebzehn Jahren, Patientin von mir, die seit Monaten von einem zwanzigjährigen Verehrer belästigt und unablässig bekniet wurde, seine Freundin zu werden. Heute würde man so etwas stalking nennen. Er hatte immer wieder versucht, sie gefügig zu machen, wobei seine Masche Grausamkeiten mit sadistischen Methoden aller Art darstellte, die zu etlichen Beratungen der jungen Dame in meiner Sprechstunde und auch ihrer besorgten Eltern geführt hatten. Letztendlich fiel sie immer wieder auf seine Tricks herein und schaffte es leider nicht, sich endgültig von ihm zu lösen.

Als er keine Möglichkeit mehr sah, Sabine - so war der Name der jungen Dame – enger an sich zu binden, griff er zu einem problematischen Mittel. Er fuhr mit seinem Wagen direkt in eine ganze Gruppe mehrerer Mädchen, in der sich auch Sabine befand. Gott sei Dank kamen alle mit dem Leben davon, eine glücklicherweise relativ harmlose Verletzung der jungen Dame heilte nach entsprechender ambulanter Behandlung über einige Wochen wieder vollends aus. Trotzdem kam es zu einer Anklage wegen versuchten Totschlags. Der junge Täter, Manuel, musste mehrere Monate in Untersuchungshaft. Und jetzt eben stand sein Prozess an, zu dem man mich als sachverständigen Zeugen geladen hatte.

Die Situation eines Gerichtssaals war mir bis dahin völlig fremd und ungewohnt. Ich wurde in den Gerichtssaal gerufen, wie üblich musste ich Angaben zu meiner Person machen, um dann vom Vorsitzenden Richter gebeten zu werden, alles, was ich zu diesem Fall sagen könne, zu schildern. Ich beschrieb wahrheitsgemäß die Art der Verletzungen von Sabine, ihre Therapie und die Behandlungsergebnisse.

Den jungen Täter kannte ich nur flüchtig, im Gerichtssaal wie auch schon früher machte er einen irgendwie verwirrten Eindruck. Er saß mit einem der Situation nicht adäquaten Grinsen auf der Anklagebank vor seinem Verteidiger, teilweise geistesabwesend, teilweise mit Häme in seinem Gesicht.

Dann kam, für mich völlig überraschend, die Frage des Verteidigers: „Sagen Sie mal, Herr Woll, könnten Sie uns weiterhelfen in der Beurteilung der Psyche des Angeklagten? Heute Morgen im ersten Teil der Sitzung haben wir zwar schon das Gutachten des Psychiaters Professor H. gehört, der von einer schweren Neurose des Angeklagten ausgeht. Dennoch würde mich auch Ihre Aussage zu diesem Punkt interessieren."

Ich war zwar überrascht über diese Frage, antwortete aber ganz ruhig und besonnen: „Ich kenne zwar den Angeklagten nicht so gut, dass ich zu diesem Punkt eine profunde und qualifizierte Aussage machen kann; und vor allem habe ich den jungen Mann ja nicht explorieren können. Also können sich meine Aussagen nur auf die Tat selber, wie sie mir kenntlich ist und auf die relativ geringen Kenntnisse über den Angeklagten beziehen. Nach alledem würde ich nicht von einer Neurose, sondern vielmehr von einer psychotisch-schizophrenen Störung bei dem Angeklagten ausgehen."

Weiter kam ich nicht mehr. Der Vorsitzende sprang von seinem Stuhl auf, hieb mit der Faust auf den Richtertisch und schrie: „Das wird ja immer toller! Erst eine Neurose, und jetzt noch eine Psychose!"

In aller Ruhe fuhr ich fort: „Ich bin gebeten worden, meine Meinung zu äußern, mit aller eben beschriebenen Einschränkung. Wenn Sie mir Zeit und Gelegenheit geben, bin ich gerne bereit, ausführlicher zu den Unterschieden zwischen Neurose und Psychose Stellung zu beziehen."

Das wollten die Herren sich aber keineswegs von mir anhören. Bei einer Neurose handelt es sich im eigentlichen Sinne „nur" um einen Spleen, keine echte Krankheit, sondern nur um eine Art Fehlanpassung, um eine Verstärkung eines ansonsten normalen Verhaltens. Einer Psychose liegt jedoch ein Realitätsverlust zu Grunde, den ich bei Manuel durchaus vermutete auf Grund seiner mir bekannten vorausgegangenen Verhaltensweisen und seiner Tötungsabsicht bei Sabine unter Inkaufnahme des Todes der anderen unbeteiligten Mädchen der Gruppe. Und insbesondere hatte ich Angst um das weitere Schicksal von Manuel und um das anderer Menschen, denen er in Zukunft begegnen würde.

Die heftige Reaktion des Vorsitzenden war mir zum Zeitpunkt der Gerichtssitzung zunächst nicht klar, später jedoch musste ich erkennen, dass es darum ging, ob Manuel einer spezifisch Krankenhausbehandlung zugeführt werden oder ins Gefängnis marschieren sollte.

Jedenfalls endete der Prozess einige Tage später mit dem Urteil einer Gefängnisstrafe von wenigen Monaten, ausgesetzt zur Bewährung.

Meine Patientin lebte von da an in ständiger Angst, Manuel könne jederzeit wieder über sie herfallen und ihr nach dem Leben trachten. Ihre ganze Psyche war ganz schön heftig durcheinander geraten, es fiel ihr schwer, sich einem neuen Freund in Vertrauen zu öffnen und dieser Zustand hält nach Aussage ihrer Eltern übrigens bis heute an.

Ich musste reagieren. Ich schrieb einen langen, privaten Brief an den Richter und erklärte ihm wenigstens auf diesem Wege meine Bedenken, und dass ich sein Urteil für falsch hielt. Leider erfolgte keine Reaktion von seiner Seite.

Etliche Monate später las ich, wie jeden Morgen, die Todesanzeigen der örtlichen Tageszeitung. Was mir sofort in die Augen sprang, waren zwei Todesanzeigen; eine eines gewissen Manuel von einundzwanzig Jahren, dem Tenor nach ein Suizid; die zweite die eines jungen Mädchens in Manuels Alter mit mir unbekanntem Namen. Ich erkundigte mich nach dem genauen Hergang, und es stellte sich heraus, dass Manuel nach seiner Haftentlassung eine neue Freundin gefunden und mit ihr das Gleiche veranstaltet hatte wie Jahre vorher mit Sabine, jetzt allerdings mit vollem „Erfolg". Die neue Freundin war von Manuel in der Badewanne ertränkt worden, er selbst hatte nach der Tat Selbstmord begangen.

Und so fand der wichtige Unterschied zwischen Neurose und Psychose eine späte und traurige Bestätigung.

Das geheimnisvolle Tischchen

Der junge Mann von annähernd vierzig Jahren war bis dahin ein völlig unauffälliger Patient gewesen, der ab und zu zur Behandlung bei konkreten körperlichen Anlässen erschien. Gleiches galt auch für seine gleichaltrige Frau. Sie war Krankenschwester, er betrieb als Selbständiger eine Auto-Reparaturwerkstatt, stand also mit beiden Beinen, wie man so sagt, mitten im Leben.

Dieses Mal war jedoch alles anders. Er betrat das Sprechzimmer und legte sofort los: „Sie sind doch auch Theologe. Heute möchte ich Sie in dieser Eigenschaft konsultieren. Sie glauben doch auch an ein Leben nach dem Tod? Können Sie sich vorstellen, dass man mit Menschen im Jenseits in Kontakt treten kann?“, schoss es ohne Unterbrechung aus seinem Mund.

Ich war echt verblüfft und besprach mit ihm, was Heilige Schrift und Kirche dazu an Aussagen bereit halten und hielt auch nicht mit meiner eigenen Ansicht dazu hinter dem Berg zurück.

Dann rückte er mit seinen neuesten Erkenntnissen heraus: „Meine Frau und ich waren in letzter Zeit mehrmals bei Freunden bei solchen Sitzungen, bei denen wir Kontakt zu unseren Verstorbenen aufgenommen haben. Ganz toll!“

Ich ließ mir von ihm ausführlich schildern, wie das vor sich gegangen sei. Voller Begeisterung beschrieb er mir das Wesentliche einer solchen spiritistischen Sitzung. Da ich darüber schon viel gelesen und gehört hatte, aber nie an einer solchen Sitzung teilgenommen hatte, vereinbarten wir einen gemeinsamen privaten Termin in unserer Wohnung, um auch diese Skurillität einmal hautnah kennen zu lernen.

Und so erschienen Herr und Frau S. einige Tage später bei uns zuhause.

Meine erste Frage: „Gelingt dieser Kontakt immer und mit jedem Verstorbenen?"

„Im Prinzip ja; es sei denn, der Verstorbene signalisiert ganz klar, dass er nicht in Kontakt zu uns treten möchte", war die Antwort von Herrn S.

Und dann zog er ein kleines dreieckiges Tischchen von etwa zehn cm Höhe aus seiner mitgebrachten Tasche, das an zwei der drei Ecken einen schmalen Stempel, ein Säulchen aus Holz, aufwies. Der dritte Stempel bestand aus einem Bleistift, so dass dieses Tischchen über ein großes Stück Papier gleiten konnte und dabei Antworten notierte. Dazu mussten alle Teilnehmer eine Hand auf das Tischchen legen, und somit würden entsprechende Antworten für alle erkennbar auf dem Papier aufgeschrieben, erklärte uns Herr S. bedeutungsvoll. Ganz wichtig sei jedoch, vorher alle Kruzifixe im Raum abzuhängen und auch alle Ringe von den Händen zu nehmen, was ansonsten zu Verfälschungen der Ergebnisse führen könne.

Wir entsprachen in allem seinen Anordnungen.

Und dann führten die beiden Neuspiritisten uns einen ersten Beweis, sozusagen probeweise, vor Augen. In mystischem Ton stellte Herr S. die Frage in den Raum: „Großvater Wilhelm, geht es dir zur Zeit gut?"

Wir legten alle vier die rechte Hand auf das Tischchen und tatsächlich schrieb es ein eindeutiges „Ja" auf das Papier. Und dann weiter: „Möchtest du mit uns in Kontakt bleiben?" Und in der Tat, der Großvater von Herrn S. wollte es; es entstand wieder ein klares „Ja" auf dem Papier.

Herr S. schlug vor, nach seinem Lebensalter zu fragen. In klaren Ziffern entwickelte sich auf dem Bogen Papier eine „89".

Ich machte an dieser Stelle den Vorschlag, auch meinen Großvater zu befragen. Und in der Tat war auch er gewillt, uns Rede und Antwort zu stehen. Ich stellte ihm die konkrete Frage: „Sage uns doch, an was du gestorben bist."

Die Antwort auf diese Frage kannte nur ich allein in unserem Wohnzimmer, denn ich hatte ihn persönlich vor vielen Jahren nach einem schweren Schlaganfall bis zur letzten Sekunde seines Lebens begleitet.

Auffälligerweise zögerte das Tischchen bei der Beantwortung meiner Frage. Nach kurzer Pause schrieb es dann unter Zuhilfenahme unserer vier Hände plötzlich „Ileus", eine Diagnose, die der Frau von Herrn S. als Krankenschwester natürlich geläufig, nichtsdestotrotz jedoch völlig unzutreffend war. Frau S. errötete im ganzen Gesicht ob dieses Fehlers meines Großvaters.

Zu diesem Zeitpunkt schien meine Frau Feuer und Flamme für diese Art der Kontaktaufnahme mit dem Jenseits zu sein.

Da ihr Vater kurze Zeit vorher mit sechsundfünfzig Jahren an einem Herzinfarkt verstorben war und sie noch immer stark unter diesem Verlust litt, wollte auch sie mit ihrem Vater in metaphysischen Kontakt treten. Sie stellte ihm also die Frage:

„Vater, möchtest du mit uns in Kontakt treten?"

Klar zu erkennen seine Antwort auf dem Papier: „Ja".

Meine Frau fuhr fort: „Wie geht es dir zur Zeit?"

Ziemlich deutlich seine geschriebene Antwort: „Schlecht".

Ich bemerkte, wie meine Frau blass und blässer wurde.

Dennoch ließ sie nicht locker, sondern fragte weiter: „Warum geht es dir schlecht? Wo bist du denn?"

Anstelle der von meiner Frau erwarteten Antwort schrieb das Tischchen jedoch: „Hölle. Siebte Stufe".

Die gespenstische Stille im Raum wurde fast unerträglich. Frau S. hob zu einer pseudotheologischen Erklärung an, um meine Frau wieder zu beruhigen. Ich selbst hatte das Gefühl, jetzt auf irgendeine Art und Weise diesem bösen Spiel ein Ende bereiten zu müssen, bevor meine Frau einen Nervenzusammenbruch bekam.

Ich schaltete mich mit den Worten ein: „Ich möchte diese Kontaktaufnahme noch einmal testen. Ich möchte mich gerne mit Charles de Gaulle unterhalten. Das geht doch, haben Sie vorhin gesagt? - Monsieur de Gaulle, êtes-vous prêt de nous contacter?“

Mir war bekannt, dass keiner unserer Gäste des Französischen mächtig war.

Und siehe da, die Antwort von Monsieur de Gaulle zeigte nur wirres Gekritzel, weder ein „oui“ noch ein „non“.

«Où êtes-vous enterré?» [1]

Die Frage verstand schon keiner der Anwesenden, geschweige denn hätte jemand die Antwort gewusst, wo er beerdigt sei. Dementsprechend wirr und nichtssagend fiel auch die geschriebene Antwort von Monsieur de Gaulle auf dem Papier aus.

Ich triumphierte. Ich hatte natürlich von Anfang an nicht an diesen Hokuspokus geglaubt, sondern die geschickte Manipulation der beteiligten Hände unserer Gäste gespürt. Trotzdem hätte ich unserer Gäste zuliebe das Spielchen mit innerer Distanz mitgespielt, sozusagen als Partygag. Jetzt aber schien mir, an der Miene meiner Frau erkennbar, die Stimmung zu kippen, nach der Antwort meines Schwiegervaters mit der Hölle.

Und so setzte ich dem Ganzen die Spitze auf.

---

[1] „Wo sind Sie begraben?“

„Ich möchte jetzt gern mit David Ben Gurion sprechen." Natürlich auf Hebräisch, das niemand am Tisch außer mir sprach und schrieb.

„Mar Ben Gurion, ma schlomcha?"[1]

Und wieder wusste das betrügerische Tischchen unter der Führung der Hände unserer Gäste weder die hebräische Antwort „Ja" noch „Nein", vielmehr produzierte es wieder einmal lediglich unkenntliches Gekritzel.

„Ich denke", sagte ich in die Runde, „das reicht als Beweis, dass diese Art der Kontaktaufnahme mit Verstorbenen purer Blödsinn ist. – Es hat uns sehr gefreut", wobei ich unsere Gäste drängte, sich zu verabschieden.

Als sie mitsamt ihrem Instrumentarium draußen waren, wich die psychische Belastungssituation meiner Frau wieder langsam einer realistischen Sicht der Dinge.

---

[1] „Herr Ben Gurion, wie geht es Ihnen?"

Die „W“-Zeile

Was verbirgt sich hinter dieser Zeile?

Vor vielen Jahren, nachdem in unserer Praxis der Computer Einzug gehalten hatte, führte ich aus Spaß die „W“-Zeile ein. So wie ich das „M“ als Kennzeichnung für „Medikamente“, das „T“ für „Therapie“, das „A“ für „Anamnese“ und das „B“ für „Befund“ schon vorgegeben vorfand in unserem Computersystem, so kreierte ich das „W“, weil dieser Buchstabe noch frei war, für „Witz“ und sammelte alles, was lustig, auffällig und spaßig war. In der „W“-Zeile konnte man wunderbar verewigen, was wert war aufgehoben zu werden und nicht in Vergessenheit zu geraten. Einige Male war der Inhalt dieser „W“-Zeile übrigens auch das Fundament der bisher erzählten Anekdoten. Ich möchte mich dabei keineswegs über Patienten mokieren, oder sie gar verspotten. Aber oft ist zu herrlich, was da so alles Patientenmund entströmt, falsch Verstandenes, falsch Wiedergegebenes und Verballhorntes.

Hier in lockerer Reihenfolge einige Beispiele.

Einer sprach immer und immer wieder von seinem *„Imfekt“* statt „Infekt“, gelegentlich litt er auch unter einem *„Effekt* nach dem anderen“, eine Dame beklagte sich über eine „schwere *„Florenza“*[1], die nicht besser wurde, ein Anderer hatte offensichtlich die Vorstellung eines Baumbewuchses, wenn er seine Nebenhöhlenentzündung immer wieder als *„Kiefernhöhlenentzündung“* bezeichnete, ein Vierter bat zum wiederholten Male um ein *„Breit-Wand-antiobiotikum“*, und wiederum ein anderer Patient klagte über ein Loch in seinem *„Trommelfeld“*.

---

[1] Florenza steht für Influenza (Grippe)

Wunderschön auch der Überweisungswunsch eines Mannes zum „*Computerpornogramm*" statt zum Computertomogramm. Ein älterer Mann beschrieb mir detailliert, wie seine „*Computermonographie*" verlaufen sei, und „*dass er dazu über eine Stunde beim Kollegen XY im Ofen gewesen sei*".

Die Vorstellung eines Spints spielte wohl bei der Patientin eine Rolle, die zum „*Kernspint*" wollte, auch eine „*Kernspiegelung*" war bei jemandem zur vollen Zufriedenheit verlaufen, Synonyme für Kernspintomographie aus Patientenmund.

Ein dritter kam gerade von der „*Topographie*" der Wirbelsäule – gemeint war die Computertomographie, eine Frau berichtete mir, dass bei der „*Monographie*" der Brust alles in Ordnung gewesen sei. Es blieb gynäkologisch, als eine junge Schwangere beim Gynäkologen wegen der Schwangerschaft „*eine vegetale Ultraschalluntersuchung*" gemacht bekam, womit sie den vaginalen Ultraschall meinte.

Noch einmal betont: Dahinter steckt keine Verhöhnung der Patienten, sondern einfach die rasche Notiz einer Verballhornung eines Begriffs, den man schnell und ohne dass der Patient selbst es überhaupt bemerkte, unter „W" notierte, und der auf diese Weise erhalten geblieben ist.

Eine junge Ausländerin war einbestellt zur Reizstrombehandlung. An der Rezeption gab sie an, zur „*Verdampfung*" zu kommen, ein Anderer, der zur Vitamin-Aufbauspritze in die Praxis kam, bezeichnete diese als „*Lustspritze*", der Nächste nannte sie „*Genussspritze*". Für eine andere Patientin war eine unserer Arzthelferinnen, die zugegebenermaßen auf Grund ihrer großen Erfahrung sehr selbständig zu arbeiten imstande war, die „*Ersatzärztin*".

Den Laborwert HBA1 bezeichnete ich selbst schon mal als Langzeit-Blutzuckerwert gegenüber den Patienten, für eine Dame wurde dieser Wert zum *„Blutzuckergedächtniswert“*, eine andere Patientin fragte an der Anmeldung, wie es denn aussehe mit der *„Schweinewahnsinnsimpfung“*.

Eine andere ältere Dame gab zur Antwort auf meine Frage, wie sich der Husten bei ihr so entwickelt habe: *„Der Husten ist Gott sei Dank besser. Der Ring unten* (Vaginalpessar) *ist sogar paar Mal von selbst rausgeflogen bei der vielen Husterei, so dass ich jedes Mal zum Gynäkologen gehen musste.“*

Ein junger Mann klagte, weil er sich nicht recht auszudrücken wusste, über *„Schmerzen im Männlichkeitsbereich“*. Eine ältere Dame versicherte mir: *„Immer wenn ich kalte Hände oder Füße verspüre, trinke ich ein Glas Sekt. Und das ´schwingt`.“* Was sie damit meinte, blieb mir bis heute verborgen. Besser zu verstehen war der junge Mann, der jedes Mal, wenn er bei uns im Labor war, anschließend *„drei Luftblasen im Arm“* hatte, gemeint waren Hämatome oder Blutergüsse. Auch der Patient, dessen *„Paukenschlag im Ohr“* stark angegriffen war, ist mir mit der Methode „W“-Zeile, in Erinnerung geblieben.

Ein weiteres HNO-Spezifikum war die *„Tamponage im Ohr“*. Schön hörte sich auch die Bemerkung eines Lehrers an, der in Wirklichkeit eine Unterschenkelthrombose mit darauf folgender Lungenembolie hatte, dass er *„eine Lungenembolie im rechten Unterschenkel“* gehabt habe. Eine Patientin, die eigentlich zum Check up angemeldet war, wollte sich mal komplett *„durchsuchen“* lassen, eine andere wollte *„entmustert“* werden. Eine türkische Mitbürgerin, die eigentlich gut Deutsch sprach, klagte über *„Untergewicht im Kopf“* und wollte deshalb eine *„Infektion in die Vene“* bekommen, womit sie natürlich eine Infusion meinte.

Ein aus der ehemaligen DDR stammender älterer Patient beklagte sich, *„dass der Pullermann ihm immer aus seiner neuen Unterhose, die blöderweise mit Knöpfen versehen sei, herausrutsche und dann an der Hose unangenehm reibe"*. Und dann zu seiner ihn begleitenden Ehefrau: *„Gib mir meine alten Unterhosen wieder!"*

Seltsam auch die Vorstellung der jungen Dame, deren *„Ischas gebröckelt sei, und deren Wirbel sich um die Bandscheibe gewickelt habe"*. Bei einer älteren Dame war der *„Brustnerv mit dem Herz verklemmt"*, ein ohnehin leicht sexuell fixierter junger Mann hatte *„eine Fußheberschwäche im Penis"* festgestellt.

„Der Chirurg habe ihn mal ordentlich ausgerenkt", versicherte mir ein junger Mann, *„er sei auch wirklich kein Simulator"*. Ein ebenfalls nicht alter Patient beklagte sich über seine Frau, *„die ihn noch in den Urin treibe"* - statt in den Ruin. Eine Frau berichtete mir über wiederkehrende Halsbeschwerden, dieses Mal *„sei der Hals allerdings nur errötet"*.

Nach einer OP im Krankenhaus erzählte mir der junge Mann, man habe ihm ein *„Karfunkel"* am Po entfernt und meinte natürlich ein Furunkel. Eine Dame erzählte mir voller Stolz, dass ihre *„Gallenblase mit Porzellanstau gefüllt"* gewesen sei, bei einem anderen Patienten war die *„Spindelnarkose"* wegen der Bronchien nicht möglich (gemeint war die Spinalanästhesie), sporadische Knieschmerzen verwechselte jemand mit *„sporalischen Knieschmerzen."*

Die Messung der Blasenkapazität beschrieb einer mit den Worten: *„Man hat per Computer meine Blaseninkompetenz gemessen."* Dabei habe er alles auf dem *„Molitor"* gut verfolgen können. Ein junger Mann versicherte mir, er sei ja schon beim Internisten zu *„Echolot"*[1] gewesen, weswegen man das nicht wiederholen müsse in unserer Praxis.

---

[1] Ultraschalluntersuchung war gemeint.

Was soll man von einem *„Einlauf am Zeh"* halten?

Auch Medikamentennamen bergen so ihre Tücken in sich.

Eine Frau berichtete mir, sie habe ja jetzt die *„Gelbkörner"* genommen und meinte das Präparat, das Gelbkörperhormon enthält, bei einer anderen half so toll die *„Linoleum-Fettsalbe"* gegen ihr Ekzem, Linola-Salbe war gemeint. Das Antidepressivum Maprolu nahm den viel bekannteren Namen *„Marlboro"* an.

Und hier noch weitere lustige und skurrile Beispiele, was Patienten von dem verstanden haben, was wir Ärzte ihnen manchmal zu verstehen geben, bzw. was sie daraus für sich selbst abgeleitet haben oder letztlich bei dem Patienten ankommt.

Die Tochter verwechselte die Demenz der Mutter zumindest verbal mit *„Immenz"*, einer bezeichnete die ihm widerfahrene Hodentorsion (Hodenverdrehung) als *„Hodenperversion"*, ein anderer Patient führte *sein „Brennen beim Wasserlassen, das nur an Grillabenden auftrat, auf den Genuss von zu scharfem Fleisch zurück"*. Das Alkoholdelirium seiner Frau bezeichnete ein Ehemann als *„Alkoholtirilirium"*, eine Fensterungsoperation wegen chronischer Nebenhöhlenentzündung beschrieb einer meiner Patienten so: Ihm sei ein *„Fenster in die Nebenhöhle eingesetzt worden"*. Bei einer Patientin waren die *„Elektrozyten"* erhöht, wohl eine in der Realität nicht existierende Mischung aus Elektrolyten und Leukozyten; eine ältere Dame erwähnte bei der Anamnese, dass sie als junges Mädchen *„offene Lungenpest"* gehabt habe.

Eine junge Dame erschien in der Sprechstunde, um ihren *„Ziegenverband"* erneuern zu lassen. Was wir ihr bieten konnten, war jedoch die Erneuerung ihres Dachziegelverbandes an ihrem gebrochenen Kleinzeh.

Ein Patient versicherte mir, dass sein Rechtsanwalt in seiner Rentensache mit ihm *„durch alle Distanzen gehe"*, komme, was da wolle.

Bei seinem Herzinfarkt, offensichtlich einem Hinterwandinfarkt, habe es sich um einen *„Hinterhofinfarkt"* gehandelt, beteuerte mir ein Mann; ein unter schwerer Arthrose des Kniegelenks leidender Mann wollte wieder sein *„Moltofill ins Kniegelenk injiziert haben"*, ein Anderer wollte Erwerbsunfähigkeit beantragen *„wegen seiner inneren Werte"*. Eine Patientin aus Albanien sprach von *„ungeheurer Energie im Popo"* angesichts ihres chronischen Durchfalls, eine andere Dame verwechselte die bei ihr nachgewiesene Osteoporose mit *„Osteoperiode"* und der *„algerische"* Patient war keineswegs nordafrikanischer Herkunft, sondern einfach nur allergisch.

Wer jetzt noch nicht seine Bauchmuskeln spürt vor lauter Lachen, dem ist nicht mehr zu helfen.

Die Einbrecher

Es war eine lauschige, vollmondige Frühsommernacht, vor allem war sie ausnahmsweise ruhig, d.h. ohne Störung durch Polizei oder Patienten, verlaufen, als die Unterbrechung der Nachtruhe durch einen ungeheuer lauten und schrillen Ton der erst kürzlich installierten Alarmanlage ausgelöst wurde. Irgendwie hatten wir uns bei der Menge und Art an Medikamenten wie beispielsweise Morphiumampullen eine größere Sicherheit durch eine solche Alarmanlage versprochen.

Meine Frau und ich fuhren gleichzeitig aus dem Bett hoch.

„Einbrecher!", war die unumstößliche Diagnose meiner Frau.

Ich versuchte durch intensives Lauschen in die ansonsten ruhige Nacht für mich selbst differentialdiagnostisch zu denken und die Diagnose „Einbrecher" zu entkräften. Denn wenn man auch eine Alarmanlage im Haus hat, so rechnet man im Grunde nicht mit deren Auslösung; man hofft vielmehr, dass man sie hoffentlich nie brauchen werde, ähnlich wie eine Versicherung.

Der Sirenenton dieses Teufelsdings ist andererseits jedoch so zwingend, dass man nicht umhin kommt, einen Einbruch als echt und damit ernst anzunehmen.

Ich überlegte blitzschnell, wie wir uns angesichts dieser Unausweichlichkeit verhalten sollten. Ein Blick zur Armbanduhr: Kurz nach drei war auf dem Leuchtzifferblatt zu erkennen.

Leise, aber eindringlich, schlug ich meiner Frau vor: „Gib mir schnell die Mineralwasserflasche neben Deinem Bett. Ich mache mich mal im Dunkeln auf Kontrollgang durch Wohnung und Praxis."

Meine Frau reichte mir zwar die halbgefüllte Sprudelflasche von ihrer Seite rüber, denn etwas Besseres fand sich nicht griffbereit, warnte mich aber gleichzeitig: „Nix da! Du bleibst hier! Wenn die bewaffnet sind..!“ In ihrem Kopf waren die Einbrecher schon zur Horde angewachsen.

„Ich muss doch wenigstens mal nachsehen, was los ist. Du kannst ja sicherheitshalber die 110 anrufen und fragen, was wir tun sollen, und mit der Polizei telefonisch in Verbindung bleiben, während ich nachsehe“, flüsterte ich ihr zu. Damit war sie wohl einverstanden.

Ich pirschte mich also im Dunkeln tastend à la Winnetou langsam und vorsichtig durch alle Räume der oben gelegenen Wohnung, wobei ich immer wieder stehen blieb, um etwaige Geräusche aufzufangen.

Nichts!

Dann kann die Bande ja nur im Erdgeschoss in den Praxisräumen sein, dachte ich bei mir. Angeschlossen an die Alarmanlage waren natürlich alle Räume in Wohnung und Praxis.

Ich schlich mich also todesmutig die Treppe zur Praxis hinunter, langsam und vorsichtig Stufe für Stufe, um nur ja den Überraschungseffekt gegenüber den Tätern nutzen zu können. Im Vorwärtsgehen warf ich immer wieder einen Blick, wenn ein Fenster es zuließ, nach draußen. Gott sei Dank war die Nacht ziemlich hell erleuchtet, und zwar durch das Mondlicht und die gute Straßenbeleuchtung.

Mittlerweile war ich sicherlich schon eine Viertelstunde unterwegs.

Plötzlich entdeckte ich durch das Fenster in der Anmeldung, wie draußen eine kräftige männliche Person die Außentreppe hoch huschte.

Ich war wie vom Donner gerührt. Das Herz schlug mir bis zum Hals. Denn ich hatte eigentlich schon nicht mehr mit einem Einbrecher gerechnet. Ich gestehe ehrlich, alle moralischen Bedenken waren in diesem Augenblick verschwunden. Ich sah nur noch den Übeltäter, der es wagte, sich Zugang zu meinem Hab und Gut zu verschaffen.

Sofort umklammerte ich meine Waffe, die Flasche, ganz fest in der rechten Hand, riss die Praxistür auf und stürzte auf den Einbrecher los.

Ich wollte gerade zum Hieb ausholen, als mich der Mann bemerkte; er drehte sich zu mir um und hob beide Hände in die Höhe als Zeichen der Ergebung und rief: „Bitte nichts tun! Polizei!"

Ich hatte den Mann leider nicht als Polizisten erkennen können. Denn er trug weder Polizeimütze noch eine auf den ersten Blick erkennbare Uniform. Vielmehr – es war ja Sommer – ein kurzärmliges beiges Hemd und passende Hose dazu, wie es der damals neuen Polizeimode entsprach. Dazu kamen die Lichtverhältnisse, die eigentlich einen Mensch in Zivilperson, aber keinen Polizisten vermuten ließen.

„Sie haben uns doch gerufen wegen Einbruchs in Ihrem Haus", fuhr er fort.

Das konnte ich bestätigen.

Ich war erleichtert, nicht zugeschlagen, sondern stattdessen die Polizei als Freund und Helfer da zu haben.

„Mein Kollege hat schon alles rundherum abgesucht. Er müsste gerade hinter dem Haus im Garten sein."

Wir liefen gemeinsam ums Haus herum in Richtung Garten und entdeckten schnell den Kollegen. Der hatte seine Stablampe mit voller Leuchtkraft auf unser Schlafzimmerfenster gerichtet, an dem meine Frau im Nachthemd zu sehen war.

Er hatte ihr gerade zugerufen: „Wer sind Sie?“, als sie mit piepsender Stimme zu hören war: „Bitte nicht schießen! Ich bin Frau Woll.“

Wir mussten erst einmal alle lachen, da sich jetzt ganz schnell alle Zweifel und Missverständnisse aufgelöst hatten.

Die beiden Beamten machten sich noch in der Nacht auf die intensive Suche nach dem potentiellen Einbrecher, fanden aber Gott sei Dank auch keine Ursache, die die Alarmanlage hätte ausgelöst haben können.

Endergebnis: Fehlalarm aus unbekanntem Grund. Weiterer Kommentar eines der beiden Polizeibeamten: „Vielleicht ist ja eine Spinne einem der Sensoren zu nahe gekommen.“

Ende gut, alles gut.

Bis auf die Tatsache, dass wir einige Wochen später eine Mitteilung des Kreisdirektors erhielten, wir sollten unsere Alarmanlage überprüfen, am besten sogar ersetzen lassen, – die doch gerade erst kurze Zeit vorher neu installiert worden war. Sollte noch einmal ein solcher Polizeieinsatz von uns veranlasst werden, hätten wir mit entsprechenden Gebühren zu rechnen.

Dabei wollte meine Frau doch nur sicherheitshalber mit der Polizeistation in telefonischer Verbindung bleiben, den Rest wollten wir doch eigentlich selbst erledigen à la Karl May. Was sie mir erst hinterher sagte, dass die Polizei ihr am Telefon geraten hatte, nichts eigenständig zu unternehmen, sie würden vielmehr sofort und auf schnellstem Wege kommen.

Das konnte sie mir nur leider nicht weitergeben, denn ich war ja schon in vollem Einsatz auf Verbrechersuche und deshalb nicht verfügbar.

Ab dieser Zeit trauten wir unserem stillen Helfer nicht mehr und ließen ihn dauerhaft ausgeschaltet.

Geburten

Was ich dem Leser im Folgenden zum Besten geben werde, betrifft meine eigene Familie und nur teilweise die Zeit meiner Tätigkeit als Landarzt.

Wie schon an anderer Stelle dieses Buches erwähnt, tat meine Tochter mir den Gefallen, an einem dienstfreien Wochenende das Licht der Welt erblicken zu wollen. Monatelang hatte ich diese zweite Schwangerschaft meiner Frau mit meinem Ultraschallgerät, das Anfang der achtziger Jahre des letzten Jahrhunderts, wie übrigens alle Geräte der damaligen Zeit, noch unter gewaltigen Kinderkrankheiten und Schwächen litt, begleitet. Der Gynäkologe, bei dem sie entbinden wollte, war zwar auch in den Untersuchungsverlauf einbezogen, aber einen Teil der Betreuung übernahm ich als zeitlich stark strapazierter Landarzt und Ehemann selber. Aus Zeitmangel fanden diese Untersuchungen meistens am späten Abend statt; denn tagsüber gebührte der Vorrang natürlich den Patienten, zum Leidwesen meiner Frau.

Im Laufe der mehr oder weniger regelmäßigen Ultraschalluntersuchungen gelangte ich zu der festen Überzeugung, dass wir wieder der Geburt eines Sohnes entgegengehen würden. Diese Überzeugung hatte sich so verfestigt, dass ich mehreren Patienten gegenüber diese Meinung mit ausgeprägter Überzeugungskraft vertreten hatte.

Übrigens war der erwähnte gynäkologische Kollege in einer benachbarten Kleinstadt, völlig unabhängig von mir, derselben Meinung wie ich:

„Ein Junge ist im Anmarsch."

Diese Ansicht hatte ich in einem Anfall von Hybris so überzeugend einem befreundeten Patienten gegenüber vorgetragen, dass ich zur Untermauerung meiner Meinung eine Wette abgeschlossen hatte. Mein Wetteinsatz bestand darin, dass ich mein Ultraschallgerät, sollte es kein Junge werden, sofort nach der Geburt an eine Klinik in Afrika verschenken wollte.

Der Tag der Entbindung war da. Die Wehen hatten in Abständen von zwei bis drei Minuten eingesetzt. Die Fahrt in die nahe Stadt dauert immerhin etwa zwanzig Minuten – unter normalen Verhältnissen. Was an diesem Samstagmorgen nicht der Fall war, denn mit einer Ampel auf freier Strecke hatte niemand gerechnet. Wegen Straßenbauarbeiten.

Wir erreichten das Krankenhaus mit Müh und Not, gleichzeitig mit der, zuvor von uns telefonisch verständigten, externen Hebamme. Aus diesen Umständen resultierte der große Vorteil, dass es bis zur eigentlichen Geburt nur noch Minuten brauchte.

Das Kind war entbunden; die Hebamme hielt mir den neuen Erdenbürger in völliger Nacktheit entgegen, meine Frau schaute mich mit fragenden Augen an, was mich zu dem folgenschweren Satz verleitete:

„Wieder ein Junge!“

Freudige Erregung des Vaters eines Sohnes in meiner Stimme, dagegen Enttäuschung im Gesicht meiner Frau, denn sie hatte trotz meiner Prophezeiungen der letzten Monate fest mit einer Tochter gerechnet. Nicht unwesentlich hatte dazu die Meinung ihrer Mutter beigetragen, selbst Mutter zweier Mädchen:

„Ich sehe ganz klar an der Form Deines Bauches: Das wird ein Mädchen. Du kannst es mir glauben; ich bin mir ganz sicher.“

Und auf die gegenteiligen Untersuchungsergebnisse von zwei Ärzten angesprochen, gab sie allwissend zur Antwort:

„Glaubt mir, es wird ein Mädchen. Die wissen auch nicht alles."

Jetzt kam die Stunde der Hebamme: „Aber Herr Doktor, sind Sie blind? Es ist doch ein Mädchen und kein Junge. Können Sie das denn nicht erkennen?"

Es sollte in Realität wohl nicht sein, was in meinem Kopf nicht sein sollte! Seit über einhundert Jahren war in meiner Familie kein Mädchen mehr geboren worden, und jetzt so etwas!

Meine eigene Mutter, die ich ein paar Minuten später anrief, um ihr vom guten Ausgang der Entbindung zu berichten, und davon, dass sie soeben Oma einer Tochter geworden sei, wurde hörbar blass am Telefon:

„Hör auf! Du willst mich verkohlen. Es ist bestimmt wieder ein Junge!"

Und jetzt erforderte es meine ganze Überzeugungskraft, ihr klar zu machen, dass das neue Erdenkind wirklich weiblichen Geschlechts sei und dass es nur auf Grund der insuffizienten Ultraschallgeräte und der intrauterinen[1] Unverschämtheit meiner Tochter, die Nabelschnur zwischen den Beinen zu tragen, zu einer derartigen Verwechslung hatte kommen können.

Ganz zu schweigen, dass ich gegenüber dem Patienten, mit dem ich die Wette abgeschlossen hatte, wirklich sprachlos war, als er einige Wochen nach dem freudigen Ereignis routinemäßig mein Sprechzimmer betrat mit der Bemerkung: „Und wieso steht Ihr Ultraschallgerät noch hier?"

---

[1] Intrauterin: im Innern der Gebärmutter

Ganz anders war alles beim ersten Mal, als ich noch als urologischer Assistenzarzt in der Klinik beschäftigt war, in der auch unser erstes Kind, unser Sohn, zur Welt kommen sollte. Damals ging es nicht um die Frage des Geschlechtes, sondern um Sein oder Nichtsein.

Meine Frau hatte sich routinemäßig in der 26. Schwangerschaftswoche beim Chefarzt der gynäkologischen Abteilung vorgestellt, als er ihr mitteilte, dass der weitere Schwangerschaftsverlauf auf Grund einer Cervixinsuffizienz[1] äußerst gefährdet sei, und dass sie deshalb ab sofort und auf der Stelle stationär aufgenommen werden müsse. Der so begonnene stationäre Aufenthalt sollte bis nach der Entbindung anhalten, ohne dass sie bis dahin das Bett noch mal sollte verlassen dürfen.

Sie war ab sofort unfreiwilliger Dauerkunde im Kreißsaalbereich, bekam alle Geburten aller Schwangeren der folgenden Wochen mehr oder weniger intensiv mit und erhielt selbst in Infusionsform die Maximaldosis wehenhemmender Medikamente. Die Infusionen selbst vertrug sie wider Erwarten sehr gut. Die Venen allerdings spielten nach kurzer Zeit verständlicherweise nicht mehr mit.

In dieser Zeit im Krankenhaus besuchte ich sie täglich mehrmals, legte ihr die Infusionen häufig neu an den außergewöhnlichsten Körperstellen an und tröstete sie, so gut es ging. Beide machten wir uns große Sorgen, dass alles mit dem Kind im Bauch in Ordnung sei. In gewissen Abständen karrte ich sie im Bett zum Ultraschallraum, um auch meinerseits Wachstum und Gedeihen der Frucht zu kontrollieren.

---

[1] Cervixinsuffizienz: Muttermundschwäche

Alles verlief Gott sei Dank zufriedenstellend, als der Tag der Entbindung nahte. Der gynäkologische Chef hatte mich rufen lassen. In seiner ganzen Größe und Figur stand er am Bett meiner Frau, stemmte die Arme in die Hüften und brummte halblaut vor sich hin:

„Ich verstehe es nicht. Wieso schon diese Wehen? Das Kind ist noch zu früh dran. Wir müssen auf jeden Fall eine zu frühe Geburt verhindern.“

Das wiederum verstanden wir beide nicht. Die Wehen waren da, der Berechnung nach exakt in der Zeit, denn zufällig kannten wir beide den Tag der Empfängnis, und dem Ultraschall nach zu urteilen war auch alles zeitlich in Ordnung.

„Wir spritzen Ihnen jetzt eine Ampulle Valium in die Infusion, um so vielleicht die Wehen aufhalten zu können“, entschied der Chef.

Aber ein einziger Blickkontakt zwischen meiner Frau und mir entschied genau das Gegenteil. Ich bat die zuständige Hebamme, mir die Ampulle Valium zu geben, ging damit ums Bett meiner Frau herum zur anderen Seite und spritzte den Inhalt der Ampulle so, dass niemand es bemerkte, nicht in den Infusionsschlauch, sondern unter das Bett.

Der Chef wollte die Wirkung des Medikamentes noch abwarten. Nach der ersten Operation des Tages wollte er wiederkommen und sich selbst von der Effektivität seiner angeordneten Maßnahme überzeugen.

Und in der Tat erschien er eine halbe Stunde später im OP-Grünzeug, ließ seinen Blick abwechselnd zwischen dem Bauch meiner Frau und dem Wehenschreiber, der dummerweise schöne kräftige Wehen zeigte, hin und her schweifen.

Und wieder stemmte er die Fäuste in seine Flanken, schüttelte ungläubig sein weises Haupt ob der Zunahme der Wehen und ordnete dann an, die Dosis des Wehenhemmers zu verdoppeln.

Gott sei Dank verschwand er darauf wieder in Richtung OP, so dass ich Gelegenheit hatte, meinen verwegenen Plan in Ruhe durchzuführen.

Die Hebamme rauschte pflichtgetreu kurz darauf mit einer neuen Infusionsflasche heran. Ich nahm ihr die Flasche aus der Hand:

„Geben sie mir bitte Oxytozin."

Ihre Augen verrieten, dass sie einem Infarkt nahe war. Oxytozin ist ein Wehenförderer und würde über kurz oder lang den Geburtsvorgang beschleunigen, und außerdem würde man sie, wenn diese Manipulation herauskommen würde, aus dem Dienst katapultieren.

Ich tauschte auf eigene Verantwortung Wehenhemmer gegen Wehenförderer aus und beschriftete die neue Infusionsflasche mit Pflasterstreifen und Filzstift um, während die Hebamme ängstlich um die Ecke äugte, dass nur ja niemand diese „Transaktion" bemerken würde.

Eine halbe Stunde später mussten wir leider den Chef wieder aus dem OP rufen, denn die Wehen hatten weiter zugenommen. Mit ungläubigen Blicken stand er in unserer Mitte und verstand die Welt nicht mehr. Und um die Stille nur irgendwie zu durchbrechen, stellte ich ihm die Frage, ob nicht in bestimmten Fällen auch mal eine paradoxe Reaktion des Wehenhemmers möglich sei. Sein Blick zu mir verriet eindeutig, dass er mich unzweifelhaft für einen Vollidioten hielt.

Ich bin sicher, dass er sich, wenn er dies erfahren würde, noch heute nicht nur im Grabe herumdrehen würde, sondern zu ganz anderen Maßnahmen greifen würde, wenn er nicht schon tot wäre. Ich entschuldige mich posthum bei ihm für diesen Eingriff in seine chefärztliche Allmacht.

Recht gibt mir nur die völlig normale Entwicklung unseres Sohnes.

Alle Personen- und Ortsnamen wurden der ärztlichen Schweigepflicht wegen abgekürzt oder verändert angegeben. Jede Ähnlichkeit entspringt dem Zufall.

Weitere Bücher von Franz-Rudolf Woll

Nicht alltäglich

Hiermit legt Franz-Rudolf Woll erstmalig ein Bändchen mit Kurzgeschichten vor, die nur zum Teil etwas mit seiner ehemaligen beruflichen ärztlichen Tätigkeit zu tun haben ("Exploration"). Der Autor versucht sich in dem Genre der Kurzgeschichte, die vor Jahren noch zu den beliebtesten Gattungen der Literatur gehörte - man denke nur E.A. Poe, E. Hemingway, S. Borchert und H. Böll -, dann etwas aus dem Focus geriet und neuerdings eine gewisse Renaissance erfährt.
Bei den von Woll verfassten Geschichten begegnet uns Humorvolles ("Fremdsprachen"), Krimispannung ("Mord am Limes", "Grenzzwischenfall"), Lustiges und Selbstironisches ("Ein echtes Schnäppchen"), aber auch Tiefsinniges ("Salute amici"). Die Bandbreite menschlichen Lebens austastend wird die Lektüre dieser Geschichten sicher ein Gewinn für den Leser sein.

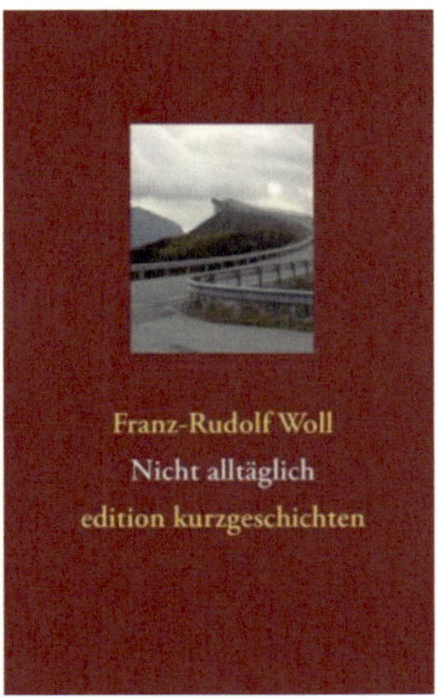

Habari Gani Tansania

1976. Der angehende Arzt Franz-Rudolf Woll absolviert - inspiriert von Albert Schweitzer - ein Praktikum in einem Missionskrankenhaus mitten im afrikanischen Busch - im tansanischen Ndanda. Dort erwartet ihn nicht nur eine fremde Kultur, sondern auch ein komplett anderes Verständnis von Medizin. Arzt in Afrika sein heißt: man ist findig im Improvisieren, muss Verständnis haben für uns fremde Sitten und Gebräuche - und: man kämpft täglich mit unzureichenden Mitteln gegen den Tod. 29 Jahre später begibt er sich auf eine Reise in die eigene Vergangenheit. Auf der Flucht vor der Bürokratie-Medizin Europas kehrt er zurück nach Ndanda. Was wird ihn dort erwarten? Hat sich sein Wunsch, die medizinische Versorgung habe sich verbessert, erfüllt? Eine spannende Begegnung zweier Erfahrungen aus dem Afrika von gestern und heute.

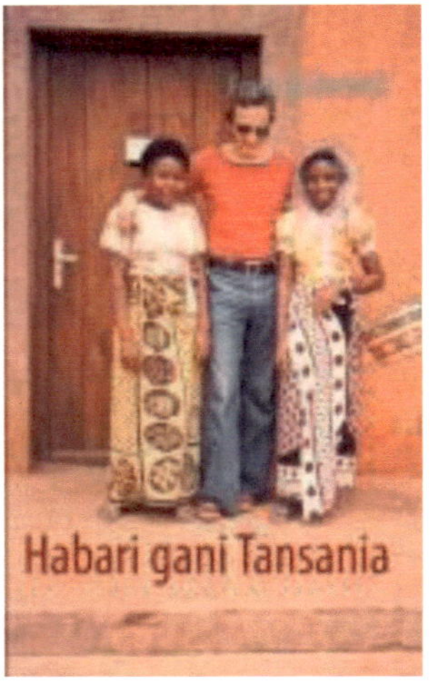